2

TEMAS DE INTERESSE PERICIAL

OMBRO E COTOVELO

LUIZ PHILIPPE WESTIN CABRAL DE VASCONCELLOS

Médico pela Escola Paulista de Medicina, turma 1970. Titulado em Ortopedia e Traumatologia. Titulado em Fisiatria. Titulado em Medicina do Trabalho. Titulado em Medicina Esportiva. Titulado em Medicina Legal e Perícias Médicas. Professor Adjunto da Faculdade de Medicina de Jundiaí, Delegado do CREMESP Jundiaí. Autor dos livros A Simulação Na Perícia Médica (LTr) e Temas De Interesse Pericial — Punho E Mão (LTr)

2

TEMAS DE INTERESSE PERICIAL

OMBRO E COTOVELO

LTr®

EDITORA LTDA.

Rua Jaguaribe, 571
CEP 01224-001
São Paulo, SP — Brasil
Fone (11) 2167-1101
www.ltr.com.br

Produção Gráfica e Editoração Eletrônica: RLUX
Projeto de capa: FABIO GIGLIO
Impressão em Sistema POD: META | www.metabrasil.com.br

LTr 5017.8
Julho, 2014

Dados Internacionais de Catalogação na Publicação (CIP)
(Câmara Brasileira do Livro, SP, Brasil)

Vasconcelos, Luiz Phillipe Westin Cabral de
Temas de interesse pericial, 2 : ombro e cotovelo / Luiz Phillipe Westin Cabral de Vasconcelos. — São Paulo : LTr, 2014.

Bibliografia.
ISBN 978-85-361-3001-9

1. Cotovelo — Doenças 2. Justiça do trabalho — Brasil 3. Medicina do trabalho 4. Ombro — Doenças 5. Perícia médica I. Título.

14-05549 CDU-347.948:331

Índice para catálogo sistemático:

1. Perícia médica : Ombro e cotovelo : Justiça do trabalho 347.948:331

SUMÁRIO

PREFÁCIO

Tenho tido a grata satisfação de compartilhar a amizade do Professor Luiz Philippe desde uns tempos a esta parte, especialmente quando passou a ocupar uma das vagas de Delegado do CREMESP na cidade de Jundiaí, agregando valor ao corpo de delegados que lá militam.

Todos ganhamos com a sua atuação: os médicos e o Conselho.

Os primeiros, com a experiência do Professor de Ortopedia e Traumatologia da Faculdade de Medicina de Jundiaí, com profundo saber na área de Perícia Médica, adquirida em décadas de militância nesta difícil área de apoio ao Judiciário. Também ganha o CREMESP com um delegado extremamente preocupado com as boas práticas médicas, agindo com apuro nas sindicâncias sob sua responsabilidade, zelando pelos princípios éticos no exercício profissional.

Detalhista sem ser pernóstico, esmera-se na análise dos fatos que traz à discussão nas reuniões de câmara, cônscio de sua responsabilidade consigo próprio, com sua profissão, com a classe médica e com a sociedade.

É exatamente isto que podemos constatar na sua trajetória como autor. Alia seu extenso conhecimento e experiência adquiridos na sua formação de professor de ortopedia com a sua atuação como perito médico, buscando alicerçar suas investigações e conclusões periciais nos conhecimentos científicos atuais.

Brinda-nos, uma vez mais, com um livro que vem auxiliar os peritos nesta difícil área das doenças osteoarticulares dos membros superiores, permitindo-nos melhor conhecer a relação destas com as limitações funcionais e sua relação de nexo com o trabalho.

Escreve de maneira fácil, traduzindo para a experiência diária a complexidade das patologias advindas da atividade profissional que, por vezes, acarreta ao perito grande dificuldade de análise, lembrando sempre que as simulações e dissimulações podem ser mais precisamente diagnosticadas com manobras clínicas que devem ser conhecidas do médico perito, assim como a real e adequada valorização dos exames complementares, sob estrito critério interpretativo.

Ao perito médico é necessário o conhecimento não com o propósito da terapia, reservada para os médicos assistentes, mas indispensável para melhor atribuir prognósticos e possibilidades de recuperação funcional e aptidão laboral ou, até mesmo, recolocação em postos de trabalho, atribuição do especialista nesta área do saber da medicina.

Com a humildade dos que efetivamente sabem, o Professor Luiz Philippe se propõe a escrever uma obra que supre uma importante lacuna nas mais prevalentes afecções que necessitam de análise pericial.

Ombro e cotovelo apresentam lesões de variadas repercussões na atividade laboral, acarretando demandas periciais habilitadas em socorro da autoridade judicial e beneficiária. E esta atribuição é inerente aos médicos peritos e é intransferível.

Para realizá-la com a excelência que a sociedade dele espera, se faz mister conhecer o que traz esta obra que o Professor Luiz Philippe nos presenteia.

Sem dúvida, é uma importante colaboração para que a Perícia Médica brasileira continue a se diferenciar como uma das mais importantes especialidades médicas na incessante busca da justiça social.

Ao professor Luiz Philippe a nossa gratidão por esta disponibilidade e esforço em compartilhar com a classe médica e com os estudiosos das afecções dos membros superiores seu profundo saber, valorizando a medicina brasileira e a Faculdade de Medicina de Jundiaí.

Março de 2014

Renato Françoso Filho

Coordenador da Câmara Técnica de Perícia Médica
e Medicina do Trabalho do CREMESP.

INTRODUÇÃO

Ninguém nasce sabendo.

Não podemos confundir aquelas capacidades inatas, ontogenéticas, de resolver problemas (andar, falar, chorar, respirar) com as capacidades aprendidas (línguas, cálculos, deduções).

As primeiras têm sua representação na elegante escada ou cadeia do DNA de Watson e Crick, enquanto as segundas possuem seu apoio na longa trilha da observação, da experimentação, com acertos e erros.

Espero que os meus leitores tragam as primeiras como vontade inata de se esclarecerem e que usem as segundas para investigar, deduzir e reportar.

Com este volume de Temas de Interesse Pericial — *Ombro e Cotovelo*, dou sequência anatômica, após o volume *Punho e Mão*, às informações aos colegas peritos médicos, de forma prática e simples, expressando minhas opiniões e minha experiência, sempre procurando embasamento científico atualizado, e não apenas modismos, estrangeirismos ou "achismos", tão perniciosos à Medicina Geral como à Perícia Médica.

Sei que a grande maioria dos colegas atuais ou futuros peritos não é originariamente das especialidades da ortopedia, da reumatologia ou mesmo da neurologia e, portanto, pouco afeitos à anatomia e à semiologia musculoesquelética. Daí a necessária objetividade desta leitura, limitando a aspectos de interesse pericial, sem ser superficial, dogmática ou seguidora de simples "checklists".

Os trabalhos científicos que usei como apoio do texto estão ao final, em ordem alfabética pelo primeiro autor e foram selecionados de forma a permitir que os colegas possam se aprofundar nesse oceano de informações úteis e inúteis da produção científica, sem se afogarem.

Em um momento em que a especialidade da Perícia Médica se firma, juntando-se com a especialidade da Medicina Legal, é hora de se dar um estímulo aos estudos bem fundamentados na estatística, na semiologia, na clínica, nos métodos de diagnósticos, na ética médica e até mesmo no bom uso da redação e da língua portuguesa, pois, como se percebe atualmente, o nosso principal interlocutor e grande consumidor, o Poder Judiciário, anseia por esclarecimentos confiáveis, claros e objetivos, fazendo valer aquela tríade de palavras que não devem jamais ser esquecidas pelo médico perito: INCISO, PRECISO, CONCISO.

Para mim, a elaboração desses manuais se tornou um desafio e ao mesmo tempo um passatempo, pois, se de um lado tenho de filtrar o imenso volume de informações disponíveis, muitas delas supérfluas e tendenciosas, tentando correlacioná-las com a nossa realidade e a necessidade pericial brasileira, por outro lado, proporcionou a mim o contato mais intenso com a experiência de colegas peritos, juízes, advogados e RH de empresas.

Surpreendentemente aumentou também o interesse dos médicos assistenciais, "de consultórios", hoje também preocupados por serem eles muitas vezes a origem de demandas por culpa de exames mal interpretados, relatórios superficiais ou opiniões dadas ao vento.

Procurei manter o estilo da escrita dando inicialmente minha opinião, porém logo remetendo o leitor à extensa bibliografia, esta sim com fundamentação epidemiológica, anatomofuncional, etiológica e pinceladas de tratamento e complicações, sem deixar de citar os importantes diagnósticos diferenciais.

Restringi as explanações sobre os *tratamentos* das afecções ao mínimo necessário para que o médico perito tenha uma ideia se o caso foi bem conduzido, se foram exploradas as opções possíveis e de forma coerente, sem abusos ou omissões, se a evolução não foi tumultuada e, caso positivo, por culpa de quem ou do quê, mas, principalmente, nos casos de perícias cíveis, se houve indícios da existência da tríade maldita: *imperícia*, *imprudência* e *negligência*, todas as três a serem sentenciadas pelo juiz, e não pelo médico perito.

Apesar daquele nosso velho hábito de não se ler o "manual do proprietário" dos eletrodomésticos recém-comprados, os prefácios dos livros, os rodapés e a bibliografia anexada, peço que tenham a curiosidade de consultar os títulos dos artigos listados, pois verão que a "roda" das perícias já foi inventada há muito tempo. Basta saber usá-la.

Por falar em curiosidade, continuem os colegas médicos peritos sempre curiosos pelo caso de cada nova perícia, mesmo que sejam monotonamente repetitivas como os malfadados "movimentos repetitivos".

Uma "PAIR" poderá ser, de fato, um colesteatoma; uma "silicose", ser uma sarcoidose, uma "depressão" ser uma esquizofrenia e um "canal do carpo", uma hanseníase.

O sucesso de um livro técnico não se mede apenas pela vendagem, mas sim pela aplicabilidade decorrente.

Boa leitura e bom entretenimento nos poucos períodos livres dos prazos processuais.

lpwcv@terra.com.br

1. OMBRO

1.1. A PERÍCIA MÉDICA NAS QUEIXAS DO OMBRO

Quando o leitor, médico perito, estudar os autos da próxima perícia e esta for relacionada à queixa frequente de problemas dos ombros, por certo terá dúvidas mesmo antes do exame pericial, as quais poderão aumentar pela história da queixa relatada, pelo exame físico do momento e pelos documentos médicos antigos e novos trazidos.

Faço aqui uma lista de perguntas que são ao mesmo tempo as minhas dúvidas e a minha motivação de estudo.

De muitas delas eu tenho a resposta direta ou indireta, seja por experiência pessoal, seja por estudos recentes, seja pelas informações de colegas, porém, o que não posso afirmar é que essas perguntas e respostas perderam a importância durante o meu ato pericial e ao fazer o meu parecer ou laudo.

Seria presunçoso e leviano se essas perguntas não continuassem a me perseguir, fazendo com que eu me questione: Será que sei?

Aquele leitor que não tiver essas e outras dúvidas, por certo, terá atingido um estado de graça que eu e a maioria dos nossos colegas ainda não atingimos.

Assim, as referências bibliográficas ao final, mais do que comprovar as minhas afirmações, devem trazer o estímulo da pesquisa e do que a ser ainda pesquisado.

Pretendo, em algum futuro, fazer dessas questões, e de outras seguramente pertinentes, uma pesquisa de respostas dos colegas.

Aí vão, aleatoriamente:

- O que tem maior peso para diagnóstico: minha anamnese, minhas manobras ou o relatório de imagem?
- Qual a importância da bilateralidade nas lesões tendinosas dos ombros?
- É sempre válida ou necessária a avaliação por imagem de ambos os ombros?
- Qual a melhor imagem para fins periciais: ultrassonografia ou ressonância?
- Qual o valor pericial das radiografias simples do ombro?

- Qual o valor de exames laboratoriais (não de imagem) para as queixas de ombros?

- Até quando a "síndrome do pinçamento" é sinônimo ou a causadora das lesões do manguito?

- Quais estruturas estão, de fato, sendo "pinçadas"? E por quais outras estruturas?

- Qual a importância do "pinçamento interno" (internal impingement) no processo degenerativo tendinoso, principalmente relacionado a posturas durante o sono?

- Qual o papel da instabilidade parcial (ou subluxação) do ombro no "pinçamento"?

- As bursites fazem parte das lesões do manguito ou podem existir isoladamente?

- O que define uma bursite: a espessura da bolsa ou o volume de líquido sinovial?

- Qual volume desse líquido se torna anormal ("fina lâmina líquida")?

- Os sintomas da bursite têm a mesma localização das tendinites?

- Quanto tempo persiste uma bursite após a cessação da agressão?

- Até quando as alterações texturais dos tendões são expressão de doença degenerativa ou apenas resposta hipertrófica aos esforços contínuos?

- Uma lesão tendinos a transfixante é mais grave que uma ruptura de 5 milímetros?

- As rupturas completas são menos ou mais dolorosas que as parciais?

- As lesões parciais vão inexoravelmente evoluir para completas?

- Deve-se chamar de "lesão de manguito" uma lesão isolada do tendão supraespinhal?

- Existem lesões isoladas e incapacitantes de tendões do infraespinhal?

- Qual o mecanismo de trauma ocupacional dessas lesões isoladas?

- Qual o grau de inclinação do índice de Bigliani que importa nas lesões do manguito?

- Qual o grau de artrose acromioclavicular que causa lesão de manguito?

- Qual o pior movimento ou a pior postura para a causa do "pinçamento"?

- O chamado "arco doloroso" do pinçamento vai de quantos graus?
- Os cistos paralabrais são indicativos de lesões agudas, crônicas, degenerativas? São sintomáticos?
- A dor miofascial pode estar associada a uma imagem de bursite?
- Associação é sinônimo de nexo?
- A luxação recidivante, cronificada, de ombro ocorre em função da continuidade de esforços ou da gravidade da lesão inicial?
- As infiltrações prévias com corticoides melhoraram os sintomas, mas pioraram a qualidade dos tendões?
- Quantos diagnósticos de "ombro congelado" eu fiz nas minhas últimas 50 perícias de ombro?
- As alterações da dinâmica escapular (discinesias) são causa ou consequência das lesões e dos sintomas dolorosos dos ombros?
- Empurrar um carrinho de peças à altura do tórax, com esforço de 30 Newtons, é prejudicial ao manguito?
- O que define "movimentos repetitivos" para os ombros?
- Qual o principal mecanismo de lesão da porção longa do tendão do bíceps?
- Qual o mecanismo ocupacional que poderia originar uma lesão SLAP?
- Qual a energia do trauma necessária para ocasionar uma lesão SLAP ou mesmo uma luxação de ombro?
- Qual o papel dos "fortalecimentos musculares" e das academias de ginástica na origem das lesões do ombro?
- *Idem* para uso de bicicletas ou motos?
- Qual a principal causa de incapacidade do ombro: dor ou limitação de arco de movimento (não doloroso)?
- Qual a melhor série de manobras ou testes de semiologia para diagnóstico das lesões do ombro?
- E finalmente: o ombro envelhece? A partir de quando? E o que causa sintomas?

Outra pergunta muito importante, porém de resposta tão extensa que ultrapassa os limites deste livro é a "tabelização" das alterações anatômicas e funcionais, tão a gosto dos magistrados e que porcentualizam de forma simplista a (in)capacidade laborativa, como afirma acertadamente Santos (2012): "Nessa tradição tabelar ainda persistem distorções e confusões conceituais, sendo a mistura entre conceitos de incapacidade fisiológica e incapacidade laborativa um dos pontos de grande discussão." Esse autor propõe interessante tabela com caracterização progressiva de incapacidade e seus porcentuais variáveis de acordo com o bom-senso pericial.

Por ordem de frequência, as queixas periciais dos ombros são devidas a dor crônica, limitação de amplitude de movimento (pela dor), instabilidade articular, perda de força muscular (paralisias), sequelas de traumas, deformidades secundárias e alterações estéticas.

A grande maioria, porém, trata de "tendinites e bursites", como veremos a seguir.

O estudo das queixas periciais dos ombros se deve ao grande número de estruturas anatômicas envolvidas; características e funções anatômicas de estresse ou limítrofes com estruturas nobres; frequentes processos degenerativos, muitos independentes da idade; variados diagnósticos diferenciais; dificuldades semiotécnicas; exames de imagens nem sempre esclarecedores ou mesmo complicantes; variedade de condutas clínicas ou cirúrgicas; possibilidade de "intenções" ou respostas subjetivas ao exame físico e daí vindo os nexos causais duvidosos em razão de características ergonômicas.

Observa-se, nos últimos anos, um aumento significativo ou mesmo exagerado dessas queixas periciais dos ombros, aproximando-se de certo modismo pelo qual passaram as LER/DORT em tempos não muito distantes.

Os autores Siena e Helfenstein (2009), em um importante e raro trabalho nacional, alertam sobre "Os equívocos diagnósticos envolvendo as tendinites: impacto médico, social, jurídico e econômico",enfatizando o superdiagnóstico das tendinites decorrente "de falta de preparo médico na obtenção da anamnese e exame físico pertinente às doenças musculoesqueléticas, principalmente no ambiente pericial, o qual envolve expectativas de ganhos secundários".

Esses autores citam também o atraso nacional em perpetuar termos polêmicos, diagnósticos equivocados, a incorreta aplicação dos recursos de imagem e a valorização abusiva da dor referida pelo indivíduo examinado, por suas características eminentemente subjetivas, principalmente nas síndromes dolorosas crônicas, tais como a fibromialgia, ou decorrentes de distúrbios psiquiátricos.

De fato, a prática clínica ortopédica e reumatológica mostra que as dores crônicas nos ombros são as segundas mais frequentes na vida adulta, perdendo apenas para as dores lombares e seguidas pelas dores nos joelhos, com pico de incidência de 2,5% por ano, por indivíduo, independente de gênero ou profissão, mas diretamente relacionadas à idade acima de 40 anos.

A tendência psíquica humana de tentar dar uma explicação aos fatos ou mesmo de "procurar um culpado", faz com que se estabeleçam relações nem sempre reais ou cientificamente comprovadas, surgindo daí o estabelecimento de nexos duvidosos, tratamentos inadequados e sequelas inevitáveis, sejam elas físicas, psíquicas ou jurídicas.

Se, por um lado, ainda vale a célebre frase do meu antigo professor Doutor Arnaldo C. Sandoval que dizia: "A Medicina é a ciência e a arte de aplicar *verdades transitórias*, tornadas leis para fins didáticos", por outro lado, não podemos nos afastar das novas técnicas de diagnóstico e tratamento.

Mais uma vez, deve prevalecer o bom-senso de não se aderir com ímpeto aos modismos e aos últimos lançamentos da indústria farmacêutica ou de equipamentos, pois, nos últimos milênios, não houve grandes mudanças na anatomia e na funcionalidade humanas, ocorrendo, sim, melhorias ergonômicas imensas que muito fizeram para diminuir as agressões pelos esforços do trabalho.

É certo que alguns ou muitos diagnósticos só puderam ser descobertos após tais desenvolvimentos tecnológicos de imagem, tendo como exemplo ortopédico evidente as lesões do labrum do acetábulo nos quadris expostos a microtraumas, só descobertos na última década.

Pode-se extrapolar tais avanços de imagem para o ombro, com mais precisão anatômica e precocidade de identificação de lesões, porém mostrando imagens que, mesmo existentes, não seriam de importância funcional ou ocupacional, como dito anteriormente.

Há algumas décadas, muitas dessas lesões eram tratadas genericamente como "tendinites de Duplay", por meio de infiltrações de corticoides e algumas sessões de fisioterapia. E apresentavam boa evolução...

Teriam, então, esses avanços de técnicas de diagnóstico por imagens e de tratamentos artroscópicos desencadeado mudanças de rumo do pêndulo histórico das condutas médicas?

Há poucas décadas, ocorreu o inverso, retorno ao tratamento clínico das úlceras gástricas, não mais tratadas pelas agressivas gastrectomias subtotais, e sim com medicamentos simples. O pequeno Helicobacter destronou muitas teorias e práticas vigentes à época.

Outro fator que contribuiu para o aumento estatístico das queixas periciais dos ombros foi a multiplicidade de testes e sinais semiológicos de variada complexidade, nem sempre de conhecimento específico do médico examinador, além de muito dependentes da colaboração subjetiva do indivíduo a ser examinado.

Uma fonte importante de informações causais, muitas vezes não valorizada pela medicina ocupacional e pericial, é a literatura específica musculoesquelética esportiva, na qual são discutidas situações de atletas em treinamento ou em competições, colocados em condições extremas de suas capacidades físicas e mentais, nos limites da resistência mecânica dos tecidos musculares, tendinosos, ligamentares e ósseos. A alta tecnologia esportiva de avaliação de posturas, amplitude de movimentos, tempos de reação, repetitividade, nutrientes, circulação, oxigenação, fadiga e fatores psíquicos pode e deve muito colaborar para o entendimento das queixas periciais, seja por comparação, seja por frequentes associações trabalho/academia.

Sem dúvida, os médicos peritos são susceptíveis a esse ritmo pendular da ciência médica, seja quanto a diagnósticos e tratamentos, como também a nexos causais; além disso, outros exemplos vão se somando desde os tempos de Ramazzini e a fuligem das chaminés.

Desse modo, não há nada mais adequado para diminuir a amplitude das oscilações desse pêndulo (e dos nossos erros periciais) do que o estudo contínuo e a humildade da nossa ignorância.

1.2. A ESCOLHA DOS TEMAS PERICIAIS

Assim como no volume I dessa coleção, *Punho e Mão*, para fazer este volume, pesquisei com os colegas médicos peritos e assistentes técnicos quais os temas ou as queixas mais frequentes da região entre o antebraço e o pescoço citados nas ações trabalhistas e cíveis.

Procurei não dar aquela importância segmentar da anatomia, mesmo porque essas queixas, esses sinais ou sintomas muitas vezes não obedecem a tais limitações, havendo amplas irradiações acima ou abaixo, mudanças no decorrer do tempo do processo judicial, influências pelos tratamentos feitos ou mesmo pelas interpretações subjetivas do periciado, além daquelas afecções de acometimento sistêmico ou difuso, como as artrites ou a fibromialgia.

São raros os trabalhos científicos estatisticamente direcionados à perícia médica, pois eles são voltados às queixas clínicas de segmentos sociais, tais como esportistas, idosos, diabéticos ou mesmo trabalhadores de determinados ramos de produção (mineiros, processadores de carne, montadoras de autos, madeireiros etc.), e não sabemos quais e quantos desses indivíduos transformarão suas queixas clínicas em processos judiciais.

O aumento recente da frequência dessas queixas pode apresentar variações regionais ou temporais nas estatísticas periciais decorrentes de:

- popularização de temas médicos, nem sempre adequadamente divulgados;
- falhas de diagnóstico pelos médicos assistenciais, frequentemente pouco afeitos à semiologia ortopédica, neurológica ou reumatológica, estabele-

cendo nexo causal ocupacional sem um embasamento ergonômico, com os possíveis vieses estatísticos, lidando mal com os resultados falso-positivos, falso-negativos, trazendo preconceitos, sob pressões sociais, sobrecarga de trabalho, burocracia e até mesmo certa "inexorabilidade" ocupacional ("Faz movimento repetitivo, portanto, tem LER");

- exagero de exames de imagem, nem sempre adequadamente solicitados, bem interpretados ou relacionados a sinais ou sintomas, mostrando "em branco e preto" muito menos do que se supõe ou se acredita. Não se esqueçam: a imagem radiográfica não expressa adequadamente a dor, a perda da funcionalidade ou o nexo causal;

- uso indevido por parte de advogados, nas denúncias trabalhistas, de diagnósticos de imagem, transcritos literalmente e atribuindo a esses achados o nexo causal e a incapacidade laborativa;

- difícil delimitação entre as causas individuais (próprias daquela pessoa), as causas degenerativas (próprias do decorrer da idade), as causas ocupacionais (ergonomicamente plausíveis) e a simples coincidência temporal entre o aparecimento da queixa e os fatos da mesma época;

- falta de observação dos possíveis diagnósticos diferenciais e das controversas concausas (desencadeantes, agravantes, concomitantes);

- multiplicidade de funções, tarefas ou postos de trabalho, ou mesmo as frequentes mudanças de emprego observadas no mercado de trabalho industrial atual, dificultando, assim, uma correta avaliação ergonômica no tempo e no espaço;

- frequência crescente de atividades de lazer cada vez mais intensas, tais como academias de ginástica, lutas marciais e uso de motocicletas e bicicletas, ocasionando sobrecargas nos membros superiores, sejam por traumas evidentes ou por microtraumas;

- aumento do contingente de pessoas mais idosas, ainda aproveitadas no mercado de trabalho.

Como exemplo desse desvio estatístico, temos a literatura médica evidenciando que as neuropatias compressivas do nervo ulnar são as segundas mais frequentes nos membros superiores, perdendo apenas para a conhecida síndrome do túnel do carpo. Porém, o que se vê são raras citações dessa neuropatia nos processos, sejam das compressões ao nível do cotovelo (canal ulnar ou cubital), sejam no canal de Guyon, no punho ou outras síndromes como do nervo interósseo posterior ou do interósseo anterior.

Por outro lado, qualquer "formigamento" nas mãos, sejam aqueles subjetivos das fibromialgias, sejam por distúrbios vasculares ou mesmo tóxicos, são logo enquadrados como pertencentes à síndrome do túnel do carpo, pois as eletroneuromiografias "positivas" são facilmente encontradas.

Fica aqui a minha opinião de que, apesar de haver indícios sociais de melhoria da qualidade de vida, estes decorrentes de melhor legislação, diversificação de oportunidades, maior escolaridade e condições de saúde, também parece haver certa demonização do trabalho como um oposto ao bem-viver e um castigo.

Em relação ao ombro, dificilmente se observa uma queixa única, como, por exemplo: "ombro doloroso" que, mesmo não sendo um diagnóstico anatômico preciso, mostra com fidelidade a queixa motivadora.

Causa surpresa a raridade dos diagnósticos de capsulite adesiva (*frozen shoulder*), da discinesia escapular e da síndrome do desfiladeiro torácico feitos pelos médicos assistenciais e por consequência nas perícias, com um preocupante viés em favor das "tendinites e bursites", sem haver a necessária investigação desses diagnósticos diferenciais, não de imediato ocupacionais.

Além disso, ocorre, também, a falta de valorização de causas sistêmicas ou gerais (diabetes, neuropatias regionais, obesidade, fibromialgia, síndrome miofascial) e de diagnósticos diferenciais, incluindo a simulação (*malingering*).

Uma situação atual e frequente é a constatação do aumento da incidência de obesidade na população, trazendo algumas implicações periciais. A conhecida síndrome plurimetabólica (obesidade, hipertensão arterial, diabetes) se acompanha de elevação de níveis de colesterol, triglicérides e, com frequência, de ácido úrico sanguíneo, este de especial interesse musculoesquelético. Aquele indivíduo com aparência de grande e forte, pode ser, de fato, um obeso, muitas vezes colocado em tarefas que requerem um porte físico avantajado. Associando-se esses esforços a uma possível hiperuricemia, sabidamente agressiva às articulações, membranas sinoviais e tendões, pode-se ter um quadro clínico causador de confusões de nexo causal ocupacional.

A literatura reumatológica e a minha experiência assistencial mostram frequentemente queixas de dores articulares ou periarticulares itinerantes, cíclicas, muitas vezes intensas, de início súbito, sem evidências de traumas ou microtraumas, que demoram a se resolverem com o uso de anti-inflamatórios por alguns dias e que, por certo se resolveriam com o uso adequado da colchicina, específica para as crises de gota úrica.

Portanto, o poliqueixoso articular, obeso, pletórico, muitas vezes hipertenso e tomando diuréticos, pode estar em crise hiperuricêmica, independente de seus "esforços repetitivos".

Diante de tantas queixas, de recidivas e do insucesso de tratamentos, mas principalmente diante daqueles ombros com evolução pós-operatória tumultuada, faz parte também desse desafio pericial se pensar na ocorrência de síndrome da dor regional crônica (de Sudeck), tal como já foi observado após cirurgias no joelho. Infelizmente, não encontrei referências a essa eventualidade.

Assim sendo, pudemos coletar nas perícias dos últimos anos a frequência abaixo, expressa nas palavras das denúncias:

Para o ombro:

- Lesões do manguito rotador, bursites, tendinites, tendinopatias: 75%.
- Síndrome do impacto (isolada): 10%.
- Calcificações, artroses, sequelas de traumas, paralisias: 5%.
- Dor e incapacidade laborativa (inespecífica): 10%.

Estranhamente, nos últimos cinco anos, não anotamos nenhum diagnóstico nas queixas periciais, de ombro congelado (capsulite adesiva), de síndrome miofascial ou de síndrome do desfiladeiro torácico.

Tais números não representam a realidade médica assistencial, na qual o porcentual de traumas é muito maior, e as lesões degenerativas pela idade são preponderantes.

Neste volume não serão abordadas as síndromes do desfiladeiro torácico e de Parsonage Turner, que devem ser consideradas importantes diagnósticos diferenciais, porém deverão ser estudadas junto com as afecções da coluna vertebral cervical e lombar em um próximo volume.

1.3. ALGUMAS INFORMAÇÕES ANATÔMICAS E FUNCIONAIS SOBRE O OMBRO

Seguindo a linha tradicional de aprendizado médico, não se pode fugir das informações anatômicas e funcionais sobre a região do ombro, por mais cheiro de formol que isso nos recorde. O ombro, também chamado de cintura escapular, é formado de 4 articulações (glenoumeral; acrômioclavicular; esternoclavicular e escápulotorácica) que atuam em conjunto na quase totalidade dos movimentos normais. Portanto, fica o alerta de que, no exame clínico pericial do ombro, todas essas articulações devem ser pesquisadas e relatadas.

A pequena glenoide, parte óssea articular da escápula, pouco maior que uma moeda, serve de ancoragem à cápsula articular, por meio do "labrum" glenoidal fibrocartilaginoso, e ao manguito rotador (bainha musculotendínea), sendo este o conjunto de músculos e tendões que atuam na movimentação e na estabilização dessa articulação, funcionando como um retentor, abraçando e contendo a volumosa cabeça umeral.

Esse manguito é formado por 4 músculos, o supraespinhal, o infraespinhal, o subescapular e o redondo menor, sendo o primeiro deles o mais importante e mais vulnerável.

Também de importância funcional e pericial é a porção tendinosa longa de uma das cabeças do bíceps, que está em íntima relação com os tendões do manguito e vai se fixar na borda superior da glenoide. Envolvendo quase todas essas estruturas, encontramos a grande bolsa (bursa) sinovial subacromial e subdeltoideia, que, como o nome indica, vai desde o canal subacromial superiormente até em baixo do músculo deltoide, com projeção lateral e, assim, explicando as dores irradiadas e difusas das bursites.

A inervação sensitiva do ombro é feita pelas raízes C3 a C6, e a inervação motora, pelas raízes C5 a C7, portanto com possibilidade de lesões radiculares cervicais interferirem no exame clínico do ombro, seja quanto às dores ou quanto à movimentação.

Sugiro, nesse ponto da leitura, uma vista às imagens anatômicas, via internet.

Essa conformação anatômica confere ao ombro grande grau de liberdade de movimento (o maior do esqueleto), fruto da evolução antropoide bípede e necessário às atividades da vida diária, cobrando, porém, tal liberdade, com a perda da estabilidade e da potência, pois seus braços de alavancas musculares são curtos e relativamente expostos a atritos entre superfícies ósseas, com movimentação tendinosa em trajetos angulosos e compressões extrínsecas pelas estruturas do estreito canal entre a clavícula, o acrômio e a própria cabeça umeral.

A beleza dos movimentos dos exercícios dos ginastas olímpicos mostra que, mesmo diante da vulnerabilidade anatomofuncional, ainda sobra capacidade que se contrapõe às frequentes alegações ergonômicas triviais geradoras de queixas judiciais de nexos ocupacionais, por posturas simples abaixo do nível dos próprios ombros.

A articulação acromioclavicular é fibrocartilaginosa, plana, com cápsula curta e rígida, permitindo um pequeno grau de movimento entre esses ossos, e possui ainda um reforço de fixação pelos ligamentos coracoclaviculares(conoide e trapezoide), sendo que a clavícula exerce função de "perna de compasso", com o vértice na articulação esternoclavicular, mantendo, assim, a distância entre a escápula e a parede torácica. Existe também um pequeno movimento de rotação no próprio eixo da clavícula pela translação da escápula. Daí a necessidade de integridade funcional dessa articulação para a correta movimentação do ombro. Como veremos adiante, essa articulação acromioclavicular é sede frequente de processos inflamatórios e degenerativos de importância pericial.

A grande articulação escapulotorácica, entre a face interna da escápula e o gradeado costal, pela sua amplitude de movimento e pela implantação de musculatura com variadas orientações espaciais, é fundamental à sinergia e à coordenação da cintura escapular, sendo que as perturbações dessa destreza articular logo se refletirão em sobrecargas glenoumerais.

Alguns autores chegam a afirmar que a passagem dos tendões na região do espaço subacromial (canal, túnel ou arco córaco-acromial) poderia também ser considerada uma quinta articulação, em função de sua importância funcional e das afecções aí encontradas (EJNISMANN, 2008).

A proximidade anatômica do ombro com a região do pescoço, sendo este importante eixo de passagem de diversas estruturas musculoesqueléticas e viscerais nossas conhecidas, traz a possibilidade de sinais, sintomas e diagnósticos oriundos de afecções estranhas ao ombro, mesmo que raras e não lembradas ou focalizadas pelo médico perito.

Assim são as artroses e as discopatias cervicais, as distonias musculares, a síndrome miofascial escapular, a síndrome do chicote ("*whiplash*"), as neuropatias (Parsonage-Turner, diabetes), os tumores (Pancoast), as infecções (abscessos, herpes), a síndrome do desfiladeiro torácico, a distrofia simpaticorreflexa de Sudecke, a fibromialgia.

As descrições periciais dos principais movimentos do ombro trazem, com frequência, incorreções que dificultam ou invalidam tais relatos e, portanto, devem ser relembradas:

Abdução: é a elevação lateral do membro para longe do corpo, no plano coronal ou látero-lateral. Corresponde ao movimento de "abrir as asas".

Adução: é o aproximar do membro à linha mediana, trazendo para junto ao corpo, ou passando em frente ao tórax ou atrás, nas costas. Corresponde ao movimento de colocar a mão no quadril oposto, pela frente, ou na nádega oposta, por trás.

Flexão: é a projeção ou a elevação anterior de todo o membro, adiante do plano coronal. Corresponde ao movimento de se apontar alguma coisa adiante dos nossos olhos, no horizonte.

Extensão: é a projeção posterior, seguindo o plano sagital e, portanto, posterior ao plano coronal ou anteroposterior. Corresponde ao movimento de se colocar a mão em posição de se receber o bastão em uma corrida de revezamento.

Rotação interna e externa: ao longo do eixo do umeral do braço.

Circundução: fazer um grande cone de movimento com vértice na glenoide.

Protração(extensão/retração/elevação) das escápulas: são movimentos para frente, para trás e para cima.

Tais movimentos são complexos, pois não seguem exatamente os planos do corpo, mas sim os planos da escápula, sendo que esta se posiciona a aproximadamente 45° em relação ao plano frontal, participando ativamente de quase todos os movimentos e conferindo maior amplitude a eles.

Essa efetiva participação da escápula deve ser considerada nas afecções, principalmente as neurológicas, que atinjam a musculatura escapular (paralisia do nervo grande dorsal, por exemplo).

Quando se realizar a observação da amplitude de movimentos ou a mensuração angular, deve-se dar atenção à posição inicial do membro como um todo, ou seja, se a mão está em supinação ou em pronação (ou rotação externa ou interna), pois essas posturas influenciarão na execução e na amplitude desses movimentos. Também deve ser observada a posição de flexão ou de extensão do cotovelo, pela influência dos músculos biarticulares, principalmente o bíceps.

Deve-se lembrar que tais mensurações são referentes a movimentos ativos (feitos exclusivamente pelo indivíduo), e não passivos ou auxiliados pelo examinador.

A amplitude de movimentos e suas deficiências devem ser adequadamente reportadas, relacionando-as com as amplitudes normais, entre parênteses. Por exemplo: "Abdução lateral, no plano da escápula: 0° a 110° (normal: 0° a 180°)".

A melhor descrição de movimentos é ainda a comparativa entre o lado sadio e o lado afetado, podendo o examinador, caso a queixa seja bilateral, recorrer à comparação com a sua própria amplitude de movimentos.

A idade do indivíduo é fator importante a ser considerado na avaliação da amplitude de todos os movimentos do ombro, pois se sabe que apenas a rotação interna não é significativamente diminuída pela idade.

Da mesma forma, deve ser observado não apenas que as pessoas do gênero feminino possuem maior amplitude de movimentos, mas também que não há grandes diferenças entre o membro dominante e o não dominante, havendo sempre, porém, maior amplitude nos movimentos passivos que nos movimentos ativos (NANDARI, 2012).

Essa semelhança entre os membros facilita o exame comparativo entre o lado reclamado e o lado sadio (BARNES, 2001; WITTSTEIN, 2010).

O estudo da funcionalidade da movimentação do ombro para executar as atividades de vida diária (AVD) é de importância pericial.

Essas características foram bem esclarecidas no trabalho de Nandari (2012), em que o autor, de forma engenhosa e objetiva, mostra que indivíduos normais necessitam de, no mínimo, 57% e, no máximo, 76% da amplitude normal de movimentos do ombro para as atividades de vida diária, tais como se vestir, pentear-se, banhar-se completamente, colocar objetos em prateleiras acima da cabeça, elevar pesos de aproximadamente 5 kg acima da cabeça e locomover-se movimentando os braços. Essas atividades constam nos protocolos de avaliação funcional do ombro da Universidade da Pensilvânia.

Assim, damos as seguintes amplitudes "funcionais necessárias", segundo Nandari, a cada principal movimento do ombro, e, entre parênteses, a amplitude "anatômica":

- 120º de elevação anterior (160º a 180º);
- 45º de extensão posterior (60º);
- 130º de abdução lateral (180º);
- 115º de adução em frente ao corpo (140º);
- 60º de rotação externa com o braço abduzido a 90º (110º);
- 60º de rotação interna com o braço abduzido a 90º (45º), ou 100º para colocar a mão à altura de T10.

Essas atividades resumem as necessidades diárias inespecíficas, devendo ser cotejadas com as solicitações específicas de determinado trabalho, tarefa ou função, e daí a quantificação de incapacidade específica.

A importância dessas constatações é o fato de, além de ser possível avaliar os resultados funcionais de um tratamento, não se dever, para fins periciais, afirmar que uma diminuição de X graus em relação à amplitude normal obrigatoriamente leve a Y de incapacidade funcional,ou seja, não podemos transformar perdas de graus de amplitude de movimentos em porcentuais de incapacidade funcional ou laborativa, de forma simplista, apenas para se dar uma quantia ou número ao leitor do laudo.

Outro aspecto de grande importância pericial se refere à anatomia de superfície, ou seja, aquela que indica quais estruturas estão situadas sob a pele em determinada região e quais podem ser perceptíveis à palpação do corpo do indivíduo em repouso ou em atividade, sendo assim de imensa ajuda semiológica durante todo o exame físico, constituindo-se em uma verdadeira "radiografia palpatória". Alguns pontos de referência devem ser lembrados: o corpo da clavícula, o acrômio, a articulação acromioclavicular, a articulação esternoclavicular, o processo coracoide, o corpo da escápula, a cabeça do úmero, a goteira bicipital e os músculos: peitoral maior, deltoide, bíceps, supraespinhal, trapézio, com especial atenção ao tônus desses músculos e sempre com comparação contralateral.

Para maiores detalhes e visualização de imagens, sugiro os livros *Anatomia Orientada para a Clínica* (MOORE, 2007); *O Exame Físico em Ortopedia* (REIDER,

2001) e tantos outros recursos visuais disponíveis na atualidade e infelizmente pouco usados pelos que mais os necessitam.

Em breve referência ao processo fisiopatológico que atinge os tendões, pode--se afirmar que há a teoria mecânica e a teoria vascular da lesão.

A teoria mecânica afirma que sobrecargas cumulativas sobre o tendão ocasionam a fadiga das fibras colágenas, sua desorganização, rupturas e dores. Essa teoria encontra apoio no fato de haver maior incidência em pessoas idosas, com menor resistência do colágeno e em indivíduos submetidos a esforços. Entretanto, essa teoria não explica porque certas áreas de alguns tendões são mais suscetíveis e exibem maior dor que outras (zonas críticas), nem porque o exercício em nível fisiológico (não esforço) seria danoso a esses tendões, sem haver a necessária reparação tendinosa.

A teoria vascular das tendinopatias se baseia em estudos de microscopia que mostram áreas hipovascularizadas nas regiões mais frequentemente lesadas, podendo haver piora dessa isquemia relativa durante certos esforços ou exercícios, daí vindo o processo degenerativo e microrrupturas. Em continuidade a essa teoria vascular, cogita-se que possam existir reações neurais e mediadores que desencadeariam as lesões (REES, 2006).

Na prática, parece-me que ocorre uma falha ou um retardo de adaptação aos esforços pelo tecido tendinoso, seja em função de períodos de tempo de recuperação demasiado curtos, seja por condições locais de cicatrização insuficientes, ou, ainda, por fatores individuais orgânicos.

Contrapondo-se a essas duas teorias, fica a ação da ergonomia bem conduzida, servindo como fator benéfico de fortalecimento, hipertrofia, adaptação funcional e até função curativa pelos exercícios, incluindo os do trabalho.

1.4. A ANAMNESE PERICIAL DO OMBRO

A semiologia tradicional (anamnese e exame físico) continuará a imperar em minhas informações, e, para tal, começamos com os cuidados de fazer as perguntas ao examinando, pois é no início da anamnese que se estabelece a linha de raciocínio e conduta para esclarecimento diagnóstico, conforme escrevemos em outra obra, *A Simulação na Perícia Médica*.

Existe, portanto, uma verdadeira arte de perguntar, de escutar e de usar as respostas.

Assim, não devemos esquecer que o examinando, de imediato, é chamado à perícia médica para contar cronologicamente suas queixas médicas, físicas ou psíquicas e não para discorrer sobre seus antecedentes laborativos, seus turnos de trabalho ou o uso de EPIs. Essas informações são também importantes, porém serão coletadas posteriormente.

A pergunta simples e primeira deverá ser: "Então, Sr. X, qual o problema médico que o traz aqui?", e não aquela que já induz à resposta: "Pois não, Sr. X, o senhor tem tendinite no ombro direito?"

Depois se seguem as perguntas, com "olhos nos olhos":

- Quando (época ou data) o senhor começou a sentir (dores, formigamentos, fraqueza, instabilidade)?
- Em que, onde e como trabalhava naquela época?
- Aponte com um dedo onde foi a dor inicial (não a de hoje).
- O início foi rápido (agudo) ou lento e progressivo?
- Houve algum fato ou motivo (objetivo) que ocasionasse esse início?
- Quais os primeiros tratamentos feitos e quais os resultados obtidos?
- Quais os exames (de imagem) feitos àquela época? Trouxe os resultados? Mostrará depois.
- Houve necessidade de afastamento do trabalho? Por quanto tempo?
- Houve emissão de CAT? Quem a emitiu?
- Houve indicação ou necessidade de cirurgia? Por quem?
- Retornou ao trabalho em funções iguais ou diferentes das anteriores? Por quanto tempo?
- Qual foi a evolução desde então? Houve alguma melhora ou piora?
- Está trabalhando? Em quê? Desde quando?
- Qual a sua queixa no dia de hoje?
- Se tiver dor (atual), descreva as características, a intensidade, os ciclos, as posturas ou os movimentos que causam a dor. Há irradiação?
- Que tarefas consegue fazer em casa e no trabalho? (dar exemplos: vestir-se, banhar-se, usar ferramentas simples).
- Consegue dormir bem (sobre o lado do ombro da queixa)?
- Qual o peso que consegue carregar com os braços abaixados (balde)?
- Qual o seu tratamento atual (quais medicamentos, última consulta, mostrar receitas, fisioterapias) e os resultados?

• Qual o seu último exame (de imagem)?

• Quais os esportes (lazer, academia, moto) que fazia antes do início das dores?

• Já sofreu algum acidente? Já teve convulsões ("ataques")?

• Já fez dosagem de ácido úrico ("pedra nos rins")? Tem diabetes?

• Como está hoje o seu outro ombro?

• Onde mais sente dores? (não esquecer os questionamentos à fibromialgia).

Vejam que essas perguntas, se bem posicionadas, não se tornam questionários reproduzidos com facilidade e respondidos intencionalmente por aqueles menos honestos ou mais tendenciosos.

Quando se estuda previamente o assunto da queixa médica constante nos autos, pode-se direcionar melhor essas perguntas, como pode ser visto no capítulo sobre as instabilidades do ombro, em que a cronologia é essencial.

O possível catastrofismo das reações e respostas do examinando deve fazer parte do relato escrito pelo médico perito e colocado entre aspas ou "sic":

• "Não dá para voltar a trabalhar."

• "O exame mostrou que é grave."

• "Estou esperando a aposentadoria por invalidez."

• "O diclofenaco é o mesmo que água."

• "O ortopedista me disse que isso não tem cura."

• "A cirurgia não ajudou nada."

• "No emprego até já me puseram apelido."

• "Já fui até em benzedor."

• "Outros colegas também ficaram aleijados."

• "O problema está passando para o outro braço."

• "Tenho medo até de tomar banho."

• "Comecei a ter depressão."

Algumas observações complementares ao raciocínio da anamnese:

• As dores tendinosas e bursais ocorrem também à noite e nos pequenos movimentos, após algum tempo de repouso.

- As bursites têm resolução rápida das dores e alterações inflamatórias, não devendo persistir imagens (espessamentos) após algumas semanas de repouso e uso de anti-inflamatórios.
- As dores tendinosas ou bursais possuem características de "queimação" ou dolorimento profundo, sem parestesias superficiais ou formigamentos ou perda objetiva de força de preensão.
- Dores que se irradiam para abaixo do cotovelo, dificilmente se relacionam com afecções do ombro.
- Somente nas tendinites da cabeça longa do bíceps haverá interferência na movimentação do cotovelo.
- A dor tendinosa (do ombro) piora com a elevação do membro, e a dor neurológica (cervical) melhora.
- O movimento pendular do braço, simples e relaxado, com o tórax inclinado para frente, não deve causar dor tendinosa ou bursal.
- O arco doloroso de movimento para as lesões de manguito vai de 70° a 120° de abdução.
- A síndrome do desfiladeiro torácico causa dores difusas com características *neuropáticas*, não mecânicas.
- A crepitação articular deve ser pesquisada bilateralmente e, assim como nos joelhos, pode ser totalmente assintomática ou desprovida de importância funcional.
- As dores tensionais ou miofasciais são mais evidentes nas regiões superior e posterior da escápula e se acompanham de outras queixas ambientais ou comportamentais.
- As dores crônicas dos ombros, principalmente pelo músculo supraespinhal, com mais de 3 meses, com frequência mostram hipotrofias do corpo muscular.
- Os questionários ou protocolos de avaliação clínica (VAS, DASH, SST, Constant, WORC, UCLA Shoulder, Oxford, ASES, SPADI e tantos outros) são úteis como forma de lembrar ao médico perito as principais perguntas que devem ser feitas sobre as atividades e sensações do indivíduo, mas não devem "engessar" o raciocínio, quantificar numericamente a dor ou a incapacidade e principalmente servir de ensinamento a respostas tendenciosas. É importante lembrar que esses questionários foram feitos muito mais para embasar trabalhos científicos do que para quantificar individualmente o periciando. Existe adaptação à língua portuguesa do ASES (KNAUT, 2010).

Um lembrete: É bom deixar para mais adiante na perícia médica a leitura dos resultados de exames de imagem, a fim de que não haja uma "contaminação" precoce de opiniões e diagnósticos.

1.5. O EXAME FÍSICO E TESTES ESPECÍFICOS DOS OMBROS

O exame físico do ombro começa no pescoço, passa pela escápula, pela clavícula, repassa toda a musculatura anterior e posterior, não necessariamente terminando no cotovelo e podendo se estender até às mãos.

Os leitores verão que o exame físico pericial, por suas características eminentemente investigativas, se conduz de forma diferente da exposta nos livros de semiologia, atendo-se a detalhes, expressões, coincidências, posturas, empatia, sem, porém, perder as diretrizes éticas e científicas de esclarecimento de causa e efeito.

As clássicas fases da semiotécnica, inspeção, palpação, percussão e ausculta, não são totalmente aplicáveis, utilizando-se a observação geral e local sistematizada, intercalando a inspeção com movimentação ativa e passiva e estas com a palpação manual e alguma percussão com o martelinho clínico.

Lembro aos leitores que estas minhas informações não substituem os estudos dos livros de semiologia ortopédica, reumatológica e neurológica clássica, abundantes de fotos, esquemas, nomes e manobras, o que tornaria este volume um repetidor de técnicas consagradas, porém, com pouca aplicabilidade pericial.

Como exemplos válidos desses estudos, cito as obras (livros) de Reider (2001), Hoppenfeld (1980 e 1994), Tarcísio e Osvandré (2001), Evans (2009), Lawry (2012), Polley (1980), Fuller (2011), e Moore (2007).

A inspeção médica pericial do ombro se inicia com o trajar do examinando, sua higiene pessoal (depilação axilar feminina, barbeado facial masculino), assimetrias, deformidades, cicatrizes, tatuagens (e suas interpretações), marcas de exposição solar (sinal da camiseta), compleição física, relevos musculares, e pontos de referência ósseos, expressando a anatomia de superfície, orientadora da posterior palpação.

Um lembrete: com frequência, observo colegas médicos peritos se referirem à "leve escoliose" ou ao "desnível de ombros". Esse fato, se existente, nada mais representa do que uma atitude ou postura do indivíduo examinado naquele momento ou, em outra hipótese, a simples assimetria normal observada em nossos corpos. Tanto a escoliose como a altura dos ombros devem ser evidentes e significativas, não apenas para terem um valor semiológico digno de ser relatado, mas também para representarem alguma afecção funcionalmente prejudicada. Não se esqueçam da intencionalidade das posturas durante o exame pericial.

Um alerta para aqueles leitores ávidos de "dicas" ou "macetes" de exame físico: a aplicação de testes específicos demanda do médico examinador conhecimentos, memorização extensa e tempo de aplicação muitas vezes incompatível com a prática pericial.

Como exemplo, temos o livro de Evans (2009), que traz 26 testes e manobras para a região do ombro e a curiosa citação pela internet (<www.shoulderdoc.co.uk>), de Lennard Funk, listando 123 testes.

O que se observa na literatura médica é a imensa discrepância de resultados quanto à sensibilidade e à especificidade desses testes, além de grandes variações na maneira de realizá-los ou da semiotécnica empregada, baseada muitas vezes na preferência pessoal, e não na verdadeira validade diagnóstica, comprometendo, assim, a acurácia do exame (SCIASCIA, 2012; MCFARLAND, 2010).

Alqunaee (2012), reviu 1338 potenciais artigos referentes aos testes específicos para as afecções dos ombros e descartou 1307 por motivos de falhas de pesquisa. Nos 31 restantes, resumiu apenas 5 testes de importância (Hawkins-Kennedy, Neer, "*emptycan*", "*droparm*", e "*lift-off*"). Esse autor, acertadamente, faz o alerta de que se obtiveram os bons índices desses testes por profissionais de clínicas ortopédicas especializadas, o que não é o caso dos colegas médicos peritos que, por certo, apresentarão maiores dificuldades e discrepâncias. Todos esses testes mostraram muito mais sensibilidade do que especificidade, indicando qualquer queixa dolorosa (inclusive simuladas) em vez de lesões específicas.

É interessante se notar que a evolução da semiologia e a possibilidade de confrontação da positividade/negatividade dos testes com os achados de imagem e também com as lesões vistas à artroscopia modificaram a sensibilidade e a especificidade desses testes ou mesmo o local da suposta lesão.

Hegedus (2012), também fazendo extensa revisão sobre a sensibilidade e a especificidade desses testes, chegou à conclusão de que eles devem ser usados em conjunto ou combinações, não havendo testes isolados que definam lesões específicas, sendo que estes servem mais para o planejamento cirúrgico do que para a confirmação diagnóstica e que, em absoluto, dispensam a anamnese ou a investigação do mecanismo de trauma.

De fato, esses testes, por mais que os valorizemos, tiveram seu apogeu de diagnóstico na era pré-ressonância magnética, sendo que atualmente ainda devem ser utilizados em consultórios clínicos como indicadores, triadores ou confirmadores de exames de imagem, além de possuírem interesse acadêmico na produção científica.

É constrangedor observar nos laudos de algumas perícias que a positividade deste ou daquele teste veio após a leitura prévia do relatório de imagem, em uma "conta de chegar" semiológica.

Especificamente quanto aos exames físicos periciais, e não nos consultórios assistenciais, esses testes têm pequeno valor, pois, muito mais do que indicarem se é este ou aquele o tendão afetado, mostram de imediato a funcionalidade da cintura escapular, seja ela para os atos da vida diária, seja para as tarefas laborativas em questão, com suas limitações pela provocação de dor ou pela perda de função anatômica por rupturas musculotendinosas (*vide* assunto no capítulo sobre anatomia).

As aplicações desses testes apresentam valor ao mostrar, naquele preciso momento da perícia, as correlações entre o início das queixas (cronologia e mecanismo de trauma), às vezes ocorrido há anos, com os resultados dos exames de imagem, a evolução, os resultados dos tratamentos feitos e eventuais exageros de respostas à semiologia aplicada, aproximando-se das simulações.

Uma história de trauma moderado ocorrido há 2 anos, contusão de ombro, por exemplo, com ultrassonografia da época mostrando bursite aguda e derrame intra-articular, sem outras lesões, dificilmente terá testes positivos atuais e muito menos com "edema medular" de uma ressonância magnética recente.

Da mesma forma, se a queixa dolorosa é recente, não haverá correspondência com sinais e sintomas de uma artrite acromioclavicular.

Para nós, médicos peritos, não interessam os nomes de tais testes, mas sim a normalidade ou não das funções por eles pesquisadas.

Na prática pericial, sugiro que o médico não apenas possua familiaridade com os movimentos normais das quatro articulações que constituem a cintura escapular, mas também solicite ao examinando a realização desses movimentos de forma sequencial, disciplinada, uniforme, pausada, simétrica, simultânea, com o indivíduo em pé, despido da cintura para cima para os homens ou equivalente para mulheres, acompanhando o exemplo físico do próprio perito, que irá também obter fotos sequenciais sob fundo claro, com identificação inicial.

Um alerta: antes de iniciar essa movimentação, peça ao examinando que aponte com um dedo o exato local de sua maior dor atual e fotografe ou faça uma pequena marca de tinta, pois essa indicação frequentemente mudará de lugar durante o exame.

Não despreze as posturas e atitudes do examinando quando solicitado a retirar ou colocar a roupa ou mesmo ao carregar seus pertences, incluindo o capacete de motoqueiro e as calosidades e sujidades das mãos.

Durante as perícias, é bom lembrar que as expressões dolorosas faciais podem fornecer indícios verdadeiros ou falsos.

Alguns desses movimentos são mais facilmente observados estando o examinador às costas do examinando. Essa conduta é importante, pois nos permite fazer a observação do alinhamento da coluna vertebral e o chamado ritmo escapuloumeral, que expressa a sincronia, a sinergia e mesmo a elegância de movimentos conjuntos entre o braço e o tórax, ou seja, entre o úmero, a escápula e o gradeado costal.

Esses movimentos de protração/retração/elevação das escápulas são movimentos para frente, para trás e para cima. *Vide* adiante o capítulo da discinesia escapulotorácica.

Inicie sempre com os movimentos ativos (solicitados ao indivíduo) e somente ao final proceda à movimentação passiva ou manualmente conduzida pelo médico perito. Em alguns movimentos, é necessária a estabilização manual da escápula pelo examinador.

Logo após a movimentação passiva, pode-se dar prosseguimento à palpação da região do ombro, vista adiante.

Os movimentos aqui preconizados são aqueles basicamente feitos no dia a dia e para as necessidades da vida diária, os quais, descritos pelos autores ortopédicos que lhes deram seus nomes, estabeleceram relação com as principais lesões ou funções.

Os movimentos sugeridos não se limitam a firmar ou excluir os diagnósticos mais comuns das "tendinites e bursites"; também servem para evidenciar deficiências neurológicas, processos inflamatórios, instabilidades articulares ou sequelas de traumatismos.

A pesquisa de indícios de simulação ou respostas não orgânicas é preocupante e deve seguir as sugestões de outra obra minha e ser incentivada entre os colegas peritos.

Respeitando-se a experiência e a inventividade dos colegas peritos e direcionando-se para o motivo específico da queixa, proponho a sequência de movimentos ou manobras, que poderão ser abreviadas pela objetividade e pela evolução do exame:

- Os dois membros superiores estendidos à frente do corpo, na linha do horizonte, fazendo a pronação e a supinação das palmas (polegares para cima e para baixo, como sinal de positivo e negativo).
- Os mesmos movimentos, porém a 45° laterais ao corpo, no plano das escápulas.
- Os dois membros superiores estendidos para trás, passando pela linha da cintura, cabeça levantada, tórax à frente, como alguém que recebe um bastão em uma corrida de revezamento.
- Os dois membros superiores movimentando-se ao lado do corpo, como um "bater de asas", o mais amplo e alto possível, com as palmas para baixo.
- Os dois membros superiores ao lado do tronco, com os cotovelos flexionados e encostados à cintura, polegares para cima, juntando e afastando as palmas ao máximo.

- Os dois membros superiores fazendo o maior arco de circundução lateral (cone de circundução) em sentido horário e anti-horário.

- Os dois membros abduzidos ao lado do corpo, com os cotovelos flexionados em 90°, elevando as mãos, como na postura de "mãos ao alto" dos filmes de *bang-bang*.

- Os dois membros superiores acima da cabeça, tocando palma com palma, na direção do teto, com abaixamento lento.

- Elevação e circundução apenas dos ombros (principalmente das escápulas) em sentido horário e anti-horário alternadamente, com os membros abaixados e relaxados.

- As duas mãos comprimindo as orelhas, com os ombros abertos.

- As duas mãos comprimindo o vértex da cabeça, alternadamente.

- As duas mãos na nuca, alternadamente.

- Mãos cruzando à frente do tórax, em direção ao ombro oposto, com os cotovelos elevados; trocar o membro de cima com o de baixo ("abraço de urso").

- Mão atrás do tórax, na direção da escápula oposta, alternadamente (coçar).

- Compressão manual toracoabdominal (apertar o peito), alternadamente.

- Mão na direção da nádega do mesmo lado dando pequenas palmadas com o dorso da mão, alternadamente.

- Rotação pendular do membro superior, relaxado, com o corpo inclinado para frente, apoiado no membro oposto, alternadamente.

- Apoiar ambas as mãos na parede e, com o corpo inclinado 45° à frente, fazer flexão de braços, lentamente, até encostar a testa na parede, para observação da estabilidade das escápulas (escápula alada, lesão de nervo grande dorsal) e também dos peitorais e bíceps.

- Abdução lateral, direita e esquerda, simultânea, sob resistência manual do perito.

- Flexão e extensão completa dos cotovelos, em supinação, sob resistência do perito.

- Pronação e supinação de antebraços com cotovelos flexionados, sob resistência do perito ("aperto de mão"). Aproveitar para observar calosidades e sujidades das mãos e relevos musculares.

- Elevação dos ombros, sob resistência do perito, com braços relaxados.

- Movimentação passiva ampla do ombro feita pelo perito, com a outra mão sentindo algum crepitar tendinoso ou articular.
- O perito eleva lentamente o membro estendido lateral a 90º ao corpo e projetado à frente, a 45º, no plano da escápula e, sem avisar o examinando, retira esse apoio, observando se ocorre queda abrupta do membro (*droptest*).

Tal sequência pode parecer extensa e cansativa, mas se torna, com facilidade, rotineira e perfeitamente executável pela maioria dos examinandos, salvo por suas limitações verdadeiras, sejam por dor ou pelas raras incapacidades tendinosas (rupturas completas).

Tais manobras devem ser explicadas, exemplificadas e incentivadas pelo próprio médico perito, porém sem se fazer comentários ou repreensões inibitórias que poderão causar atrito ou esconder indícios esquivos.

É desnecessário se reafirmar a necessidade de o examinando estar sem roupas acima da cintura ou, no caso de mulheres, com sutiã, sendo feitas fotos com resguardo ético e autorização.

Quanto à palpação da região dos ombros, baseada na anatomia de superfície, ela deve também incluir o pescoço em toda a sua circunferência, procurando pontos dolorosos característicos da fibromialgia e da síndrome miofascial, a tonicidade da musculatura supraespinhal, do deltoide e do trapézio, a articulação acromioclavicular, a esternoclavicular, a goteira da porção longa do bíceps, a emergência do tendão do supraespinhal e a bolsa subacromial, as eminências ósseas da clavícula e do acrômio, a cabeça umeral, e os processos espinhosos cervicais. A importante movimentação e a palpação da escápula serão vistas no capítulo da discinesia escapular.

Essa palpação simples, além de complementar o raciocínio clínico iniciado com a pesquisa dos movimentos, traz, sem dúvida, subjetivamente maior credibilidade e confiabilidade ao médico perito pelo examinando, pois este se vê "bem examinado".

O uso do martelinho clínico e de algum método de pesquisa de sensibilidade superficial acrescentará créditos a esse exame clínico, que também poderá mostrar respostas exageradas ou não orgânicas.

De rotina, não indico a mensuração de circunferências de membros para avaliação de hipotrofias ou assimetrias, pois essa mensuração está facilmente sujeita a erros de medidas pelo formato cônico dos membros ou pelas diferenças normais de dominância direita ou esquerda.Também não sou favorável ao uso de aparelhos, tais como dinamômetros ("JAMAR" e similares), pois estes demandam tempo, curva de aprendizado, experiência, repetições de aplicação, cooperação do examinando, credibilidade científica e custos.

Dou especial atenção à documentação por fotografias, pois, mesmo sendo imagens estáticas, cumprem o papel de fazer com que nos lembremos do indivíduo examinado, das alterações tróficas, da compleição física, dos movimentos pesquisados, das expressões corporais e da destreza exibida.

As recomendações técnicas das fotos periciais extrapolam o objetivo deste livro, porém devem ser lembrados os aspectos éticos, a identificação precisa (data, iniciais, número do processo) e a qualidade visual (foco, fundo, aproximações, sequência). Nem todas as fotos serão utilizadas nos laudos, mas devem ser arquivadas adequadamente.

Quanto ao exame neurológico do ombro, estes são raros, alguns decorrentes de afecções cervicais ou viscerais, outros por lesões traumáticas acidentais ou mesmo pós-cirúrgicas com déficits motores ou sensitivos específicos, necessitando avaliação semiológica detalhada, estudos eletrofisiológicos e conhecimentos que fogem a estes propósitos.

Resta a todos nós, médicos peritos, e em especial aos assistentes técnicos a dificuldade em conseguir realizar simultaneamente as orientações ao examinando, as manobras e testes, observar suas reações, confrontar com os resultados de exames, copiar documentos, fazer fotos e anotar os resultados e impressões, para depois, sob pressão dos prazos processuais, tentarmos ser convincentes.

De fato, há de se ser “expert”, expedito, esperto e, portanto, bem remunerado.

1.6. EXAMES DE IMAGEM DO OMBRO

Não há como se iniciar um capítulo sobre exames de imagem sem se dar o devido lugar hierárquico que tais exames devem ocupar, seguramente abaixo da anamnese e do exame físico, pois, como exames complementares, devem complementar o raciocínio do médico perito e não apenas substituir tal raciocínio.

Aquele médico perito que confia mais em um relatório de um colega do que em seu interrogatório e exame físico, está, no mínimo, menosprezando-se e delegando a outros suas obrigações investigativas.

Mesmo que bem feitos, esses relatórios de imagem se baseiam em interpretações de achados visuais, em tons monocromáticos, a maioria das vezes em situações estáticas, fora do tamanho real, quase sempre desprovidos de informações clínicas que orientem ou direcionem as técnicas de visualização.

Essas limitações são de conhecimento dos próprios radiologistas, pois são frequentes os trabalhos científicos mostrando as estatísticas de achados de imagem em indivíduos assintomáticos ou a divulgação de critérios de adequação na solicitação e na interpretação de exames, tais como faz periodicamente o American College of Radiology.

Citando novamente Siena e Helfenstein (2009):

> O superdiagnóstico das tendinites denota a falta de preparo técnico no diagnóstico correto das morbidades musculoesqueléticas, com despreparo em aplicar anamnese detalhada e exame físico pertinente às doenças musculoesqueléticas, principalmente no ambiente pericial, o qual envolve expectativas de ganhos secundários.

Portanto, os médicos peritos têm a obrigação de também dar atenção a essas limitações e fragilidades diagnósticas.

Não se esqueçam de que a imagem radiográfica (ou tomográfica, ou ultrassonográfica, ou por ressonância) não expressa a dor, a perda da funcionalidade ou o nexo causal.

Já vimos exemplos recentes e próximos de radiologistas fornecendo atestados de afastamento previdenciário do trabalho, indicando mudanças de funções e afirmando incapacidade laborativa e nexo ocupacional. Não há o que se comentar sobre profissionais que, abusando da prerrogativa de que todo médico pode executar qualquer ato médico, procedam dessa forma, baseando-se apenas em imagens ultrassonográficas ou de ressonância magnética.

Nas queixas médicas das perícias, redigidas pelos advogados ("patronos"), quase sempre existe a citação ou transcrição literal dos resultados de exames de imagem como se fossem diagnósticos clínicos, dando a falsa ideia de uma complexidade ou gravidade maior que o real, pois apresentam diagnósticos múltiplos ou de estruturas anatômicas vizinhas e correlacionadas ("tendinite, tendinopatia, bursite, cistos").

Em parte, essa situação é devida ao linguajar ou jargão do médico radiologista que, no ímpeto e na obrigação de relatar toda e qualquer alteração do normal, acaba tumultuando e confundindo o raciocínio pericial.

O exemplo típico dessa linguagem, no caso das ressonâncias de ombro, é o uso do termo "fina lâmina líquida na bursa subdeltoidea". Ora, a bursa nada mais é do que uma estrutura anatômica que auxilia na diminuição do atrito ocasionado pelos deslocamentos articulares, musculares e tendinosos. Seria, portanto, mais coerente se tal frase viesse acompanhada da palavra "normal", ou, ao contrário, "... em quantidade anormal, se comparada ao outro lado".

Também expressões como "edema ósseo, possivelmente relacionado à sobrecarga ou à injúria"; "sinais sugestivos de..."; "tendão do supraespinhal um pouco espessado...", "diminuição difusa da ecogenicidade..." tornam-se instrumentos facilmente manipuláveis no decorrer de uma investigação pericial.

Essa terminologia ainda é bastante confusa e heterogênea, principalmente quando se refere aos tendões, pois se vai desde o termo genérico "tendinopatia" (doença do tendão), passando por "tendinose" (degeneração do tendão), "tendinite" (inflamação do tendão), "entesites", desarranjos fibrilares, alterações da textura (microscópicas?), rupturas intrassubstanciais, tranfixantes ou não, parciais ou totais.

Alia-se a isso a dificuldade de o próprio médico perito visualizar essas alterações estruturais, como consegue fazê-lo em uma radiografia ou ressonância magnética, pois as imagens ultrassonográficas, quando anexadas, são quase "exotéricas" e não compreensíveis a quem não participou presencialmente do exame, facilitado pelas características dinâmicas de observação.

Se, por um lado, temos essas dificuldades com o que escreveu o radiologista, por outro, temos a nefasta atitude de o médico perito ler apenas a "conclusão" desses exames, sem dar atenção à descrição de toda a região examinada, as características de eventuais anormalidades (traumáticas, degenerativas, constitucionais), menosprezando, assim, a possibilidade de se montar a anatomia e a fisiopatologia das lesões existentes, confrontando-as com a normalidade.

Um exemplo disso é não se observar a integridade, o trofismo ou a ausência de infiltração gordurosa no músculo supraespinhal em queixa antiga de "tendinite", evidenciando que, apesar de haver tal afecção do tendão, a funcionalidade muscular foi preservada, não correspondendo à alegada incapacidade de se abduzir o braço.

Outro exemplo é o descuido com a cronologia da história clínica, pois muitas vezes se observam lesões agudas em casos de queixas antigas ou, ao contrário, exame clínico rico em sinais e sintomas de lesões recentes e resultados de exames de imagem com lesões crônicas, cicatriciais ou já reparadas cirurgicamente.

Quanto às radiografias do ombro, apesar de baratas e de objetiva interpretação visual, parece que caíram em desuso, sendo solicitadas apenas em prontos-socorros, em casos de trauma agudo ou em casos em que exames mais custosos ou sofisticados são inviáveis. Assim, perde-se a oportunidade de se realizarem diagnósticos simples, com exames simples.

De especial interesse pericial é a frequência de achados de imagem, tanto ultrassonográficas como de ressonância magnética, em indivíduos assintomáticos, sendo extensa a literatura médica sobre essas ocorrências.

A presença de alterações de imagem do ombro na ausência de sintomas predomina nos indivíduos mais idosos, acima de 50 anos, chegando nestes a 25%.

Sher (1995) mostrou que a prevalência de lesões do manguito vistas à ressonância magnética em indivíduos assintomáticos chegava a 34% (15% de lesões totais, 19% de lesões parciais), afirmando:

> A ressonância magnética identifica uma alta prevalência de rupturas do manguito rotador em indivíduos assintomáticos. Essas rupturas aumentam

sua frequência com a idade e são compatíveis com atividades normais, funcionais e indolores. Esses resultados enfatizam os potenciais riscos do uso das imagens de ressonância magnética isoladas como base para a determinação de intervenção operatória na ausência de achados clínicos associados.

Miniaci (1995) também estudou as ressonâncias magnéticas de ombros de 20 voluntários assintomáticos com idade média de 29 anos e afirmou:

> Existe um grande espectro de sinais de imagem de ressonância magnética de ombros de indivíduos jovens assintomáticos, porém sem apresentar lesões completas. Esse exame é de limitado valor para definir lesão do manguito em paciente com dor no ombro, desde que não haja suspeita clínica de lesão completa.

Segundo Schibany (2004), o tamanho da lesão do manguito não influenciou na frequência de indivíduos assintomáticos, podendo ir de 8 a 52 milímetros, sem comprometimento das atividades de vida diária, apesar de alguma perda de força muscular, se comparada com o lado oposto.

Esse mesmo autor Schibany (2004) finaliza seu trabalho afirmando que:

> Tendo como base os achados de imagem, não podemos diferenciar as lesões do manguito rotador compatíveis com a ausência de sintomas clínicos daquelas que mostram incapacidade funcional, pois a quantidade crítica de tendões ou músculos intactos necessária para manter a amplitude de movimento e força normal do ombro ainda não foi definida.

Moosmayer (2009) examinou clinicamente e por ultrassonografia 420 voluntários assintomáticos com idade entre 50 e 79 anos e encontrou lesões completas do manguito em 7,6%, com tamanho médio de 3 centímetros, sendo 78% dos casos no tendão do supraespinhal e termina afirmando que:

> Lesões assintomáticas do manguito rotador devem ser vistas como parte do processo normal de envelhecimento [...] e as decisões terapêuticas devem ser feitas com base no exame clínico e não nos achados de imagem isolados.

Em trabalho de revisão da literatura (30 artigos), Reilly (2006) faz comparações entre indivíduos assintomáticos, sintomáticos e cadáveres, sob exame ultrassonográfico e por ressonância magnética, chegando às mesmas conclusões.

A informação frequente nos relatórios ultrassonográficos sobre a degeneração gordurosa da musculatura do ombro (classificação de GOUTALLIER) se revela de difícil entendimento e aceitação, já que não existem critérios objetivos de qualificação ou quantificação dessas alterações, inviabilizando comparações e deduções.

Segundo o trabalho de Mall (2010), comparando indivíduos sintomáticos e assintomáticos, parece evidente que aqueles com queixas apresentam sinais dessa degeneração gordurosa, principalmente se o exame ultrassonográfico mostrar lesão tendinosa completa e acima de 4 anos do início dos sintomas.

Alguma importância deve ser dada aos índices acromiais de Bigliani (1986), frequentemente referidos nas ressonâncias, nos quais o autor correlacionou a inclinação do acrômio "ganchoso" como causa de compressão óssea extrínseca sobre os tendões (principalmente do supraespinhal) no movimento de abdução do braço.

Estudos mais recentes não confirmam essa característica anatômica como inexoravelmente causadora de lesões tendinosas, devendo-se repensar o grande contingente de indivíduos operados para acromioplastias e que, de fato, apenas se beneficiaram pelo repouso pós-operatório, por medicações anti-inflamatórias e mudanças de posturas. Conforme o próprio Bigliani (1997) adverte em seu extenso e bem fundamentado artigo, a referida acromioplastia não é uma panaceia para as dores no ombro, devendo os fatores etiológicos serem muito bem avaliados.

Outro termo frequentemente encontrado nos relatórios das ressonânciasrefere-se a cistos ósseos da região da inserção umeral do supraespinhal e do infraespinhal, os quais, pelo trabalho de Fritz (2007), têm pouca importância quanto à gravidade do caso.

A presença da frequente artrose acromioclavicular, com seus osteófitos, pode ter papel importante nesse estreitamento e atrito na passagem do tendão do supraespinhal no canal formado pelo acrômio e pela cabeça do úmero (espaço subacromial), facilitando assim o impacto e lesões tendinosas.

Essa artrose, quando detectada pela imagem, deve ser investigada pelo médico perito, pois poderá decorrer de traumas antigos evidentes, tais como fraturas de clavícula, quedas frequentes sobre os ombros (goleiros, capoeiristas) ou doenças reumáticas (gota, artrite psoriásica, artrite degenerativa).

Naranjo (2002) avaliou indivíduos com diagnóstico clínico de artrite reumatoide e encontrou alterações ultrassonográficas em 70%, porém, 51% de todas essas pessoas eram assintomáticas e 44% tinham exame físico normal em relação aos ombros, o que nos fornece um alerta sobre as reais queixas em relação às alterações de imagem.

O uso e o abuso de solicitações de ressonâncias magnéticas por médicos não versados em semiologia do ombro (clínicos, neurologistas, médicos do trabalho) não só aumentam os custos assistenciais como também desencadeiam relações de nexo, aparecimento de sintomas após os diagnósticos, além de aumentar as expectativas de tratamento e exacerbar sequelas.

Nesse linha de esclarecimento, Bradely (2005) comparou 2 grupos homogêneos de indivíduos com dores não traumáticas nos ombros, com e sem ressonância ao início da avaliação, e constatou que, após boa história clínica, adequado exame físico, com aplicações de testes simples e algumas radiografias, 90% das ressonâncias não tiveram impacto clínico tanto para mudança de diagnóstico quanto para orientação de tratamentos, mas apenas aumentaram o porcentual de realizações cirúrgicas, possivelmente por convencimento do paciente pela imagem exibida.

O exame por ressonância serve também para ajudar a indicar ou não o tratamento cirúrgico, como, por exemplo, detectando lesões neurológicas associadas, atrofia e degeneração gordurosa musculares, degenerações tendinosas difusas, retrações capsulares, artrose glenoumeral e migração superior da cabeça umeral, critérios esses nem sempre seguidos pelos cirurgiões de ombro, os quais determinarão a evolução e o prognóstico, influenciando na incapacidade decorrente e devendo ser apontados como concausas do insucesso (MORAG, 2006).

Os ensinamentos que esses conhecimentos nos trazem são óbvios, ou seja, os exames de imagem devem ser bem solicitados e direcionados, integralmente lidos, bem entendidos e interpretados sob critério clínico de quem de fato examinou o indivíduo e é responsável pelo parecer.

1.7. AS PRINCIPAIS AFECÇÕES DE INTERESSE PERICIAL DOS OMBROS

Como já foi dito na introdução deste capítulo, por ordem de frequência, as queixas periciais dos ombros ocorrem em função de dor crônica, limitação de amplitude de movimento (pela dor), instabilidade articular, perda de força muscular (paralisias), sequelas de traumas, deformidades secundárias e raramente alterações estéticas.

Um alerta: não devemos confundir a queixa do indivíduo expressa nos autos ou durante a perícia médica com o diagnóstico causador dessa queixa.

A dor é, sem dúvida, a queixa predominante e principal causa de incapacidade laborativa e para algumas das atividades de vida diária. Infelizmente, o estudo da dor ainda é precário nos cursos médicos de graduação, sendo seu controle e seu tratamento enfrentados por poucos profissionais, geralmente oriundos da anestesiologia ou da fisiatria, porém, com poucos conhecimentos da ergonomia ou mesmo dos vieses periciais.

A multiplicidade de estruturas anatômicas da região do ombro inervadas e potencialmente sujeitas às sensações dolorosas traz ao perito a dificuldade de interpretação, quantificação e estabelecimento da causalidade (causação), além de ser a dor totalmente subjetiva, passível de grandes variações no tempo, no local, suas irradiações, seus mecanismos de desencadeamento, suas concausas e valorações psíquicas.

A proximidade anatômica do ombro com a região do pescoço e este como importante eixo de passagem de diversas estruturas musculoesqueléticas e viscerais nossas conhecidas traz a possibilidade de sinais, sintomas e diagnósticos oriundos de afecções estranhas ao ombro, mesmo que raras, e não lembradas ou focalizadas pelo médico perito.

Assim são as artroses e discopatias cervicais, as distonias musculares, a síndrome miofascial escapular, a síndrome do chicote (*whiplash*), as neuropatias (Parsonage-Turner, diabetes), os tumores (Pancoast) e infecções (abscessos, herpes), a síndrome do desfiladeiro torácico, a distrofia simpaticorreflexa de Sudeck e a fibromialgia.

Diante da conhecida e frequente positividade de exames de imagem em indivíduos assintomáticos, o médico perito deve ter o cuidado de se lembrar de que essas outras afecções podem ser concomitantes com as lesões descritas nos relatórios de imagem (ou nas denúncias) e não se restringir a estas, deixando, assim, de fazer importantes diagnósticos diferenciais e concausais.

Existe grande falta de critérios e de termos médicos para a classificação das lesões e queixas dos ombros, dificultando o entendimento consensual dos estudos, pois encontramos tendinites, tendinoses, tendinopatias, bursites, síndrome do impacto, lesões do manguito e outros termos em uma grande confusão bibliográfica.

O primeiro grande contingente de indivíduos com queixas de dores agudas ou incapacidades de ombros são, sem dúvida, os atletas, sejam eles profissionais ou simples frequentadores das academias de ginástica.

Por isso, a maioria dos artigos científicos se baseia em grupos de atletas de variadas modalidades, principalmente aquelas de alta solicitação em arremessos e movimentos de força em abdução e/ou rotação externa. Segundo Hill, citado por Silva (2010), as lesões do ombro representam de 8% a 13% de todas as lesões do esporte.

O segundo grupo em frequência é aquele originário de traumas de grande energia, em esportes de contato, quedas de altura ou acidentes de motos, ocasionando fraturas, luxações e lesões ligamentares.

O terceiro grupo, já com queixas mais antigas, crônicas e progressivas é o dos trabalhadores com atividades braçais de empurrar volumes ou carrinhos pesados com rodas pequenas, carregar pesos de maneira desconfortável, sujeitos a rotações do membro superior, aqueles com atividades contínuas de elevação dos membros acima da cabeça, manipulando ferramentas e fazendo esforços de torção, predispondo a situações de estresse, compressões localizadas e isquemia nas estruturas tendinosas do manguito.

O quarto grupo é aquele mais numeroso e vítima do inexorável correr do tempo, ou seja, aqueles que, ou por predisposição individual ou familiar, ou por trazerem antecedentes daqueles grupos citados anteriormente, começam, por volta dos 40 anos de idade, a apresentar limitações dolorosas à livre movimentação dos ombros.

Um quinto grupo, muitas vezes negligenciado nas estatísticas e causador de grandes vieses, é aquele dos indivíduos assintomáticos, ou seja, aqueles que, por motivo alheio a um trauma evidente ou a uma queixa importante, passam por algum exame de imagem, em que se detectam alterações anatômicas de variada etiologia. Essas relações entre sintomas e achados de exame são discutidas no capítulo de exames por imagem.

Tais indivíduos podem ser vítimas de tratamentos desnecessários ou, ao contrário, valerem-se disso com intenções de ganho secundário.

1.8. AS INSTABILIDADES ARTICULARES DO OMBRO

Como já foi dito no capítulo sobre a anatomia, a maior liberdade articular de movimentos do corpo humano se encontra na articulação do ombro, e essa característica cobra um preço alto, originando a instabilidade articular.

A importância pericial dessas instabilidades decorre não tanto de sua frequência nas queixas processuais, que é baixa, pois as perícias são feitas muito tempo depois do episódio agudo, mas dos desdobramentos secundários a traumas não adequadamente documentados, não bem tratados ou reabilitados, além de ainda haver a possibilidade de predisposições individuais por defeitos anatômicos e funcionais, acrescidos de quadros confusos de subluxações ou de sintomas de afecções não articulares, levando a interpretações subjetivas de instabilidade.

Aqui vou me referir à luxação escapuloumeral clássica ou àquela em que a cabeça umeral se desloca para uma posição anterior e inferior à glenoide, pois esse tipo ocorre em mais de 90% dos casos, sendo as outras luxações (posteriores ou inferiores) mais raras.

A grande incidência não é nas atividades de vida diária ou no trabalho, mas sim em práticas esportivas, bastando para isso se verificar que apenas na revista *American Journal of Sports Medicine*, em 14 de abril de 2013, via internet, havia 2.821 referências a luxações traumáticas ou agudas.

Essas luxações escapuloumerais anteriores são consideradas as mais frequentes da traumatologia geral (50% de todas as luxações), ocorrendo em 1,5% das pessoas durante toda a vida ou em 16 casos para cada 100.000 habitantes por ano.

É nomeada como luxação solitária se ocorrer apenas uma vez; luxação ocasional se ocorrer entre 2 a 5 vezes; luxação frequente ou recidivante acima de 5 vezes, existindo ainda os termos habitual (por movimentos muito simples) e voluntária, por opção do indivíduo, esta ligada a transtornos psiquiátricos ou com interesses secundários.

O termo subluxação pode ser usado quando ocorre um deslocamento ou perda parcial da relação entre a glenoide e a cabeça umeral, sendo com frequência relocada pelo próprio indivíduo e geralmente decorrente de lesões capsulares ou labraisassociadas.

A história de uma primeira luxação escapuloumeral aguda é típica, com trauma evidente, geralmente por queda sobre o membro superior em média abdução e projeção posterior, espalmado.

Outros mecanismos, tais como movimento de rotação externa extrema ("nadar de costas") ou de queda direta sobre o ombro, fazem supor alguma condição local anormal recidivante ou musculoesquelética geral (hipotonia, hipermobilidade) pré-existente.

Em nosso meio, Carrazone (2011), por meio de 57 artroscopias, confirmou a presença de lesões associadas, como a típica lesão anteroinferior do labrum (Bankart) em 100% dos casos, lesão óssea na cabeça umeral (Hill Sachs) em 71,9%; a lesão SLAP em 38,6%; as lesões condrais em 28%; as lesões do cabo longo do bíceps em 14% e apenas 1,8% de lesões do manguito rotador, o que demonstra não haver relação entre sinais, sintomas e achados de imagem dessas duas importantes afecções do ombro.

As técnicas cirúrgicas artroscópicas modernas diminuíram muito a incidência das luxações recidivantes, aquelas que, pela sua frequência, nos faziam até ensinar os parentes e acompanhantes a realizarem as manobras de redução.

Mesmo assim, e caracteristicamente nas perícias médicas, temos nos deparado com casos de luxações antigas já reduzidas, pouco recidivantes e assintomáticas, as quais se tornaram "ativas" sob tal ou qual esforço ou tarefa, daí originando denúncias processuais.

A objetividade da anamnese bem dirigida, o exame físico coerente, a documentação cronologicamente estudada e alguns exames de imagem bem interpretados poderão esclarecer o nexo causal e a incapacidade decorrente.

Assim, na anamnese, devem ser ressaltadas as atividades pregressas e atuais de esportes, acidentes e tarefas, pois dificilmente quem teve ou tem uma luxação recidivante se expõe a riscos de nova luxação voluntariamente.

Algumas perguntas devem ser feitas na perícia médica de uma alegada luxação ou instabilidade crônica de ombro:

- Quando houve a primeira luxação?
- Que idade você tinha?
- O que você estava fazendo quando houve a luxação?
- Como foi que você se machucou (queda, trauma direto)?
- Como foi atendido ou tratado? Houve anestesia?
- Que exames foram feitos naquela época?
- Houve outras luxações?

- Quanto tempo depois da primeira luxação?
- Quantas vezes até o momento?
- Como aconteceram?
- Houve algum tipo de cirurgia?
- Atualmente, o que (movimento ou ação) faz haver nova luxação?
- O que você sente no ombro no seu dia a dia?
- Quem mais na sua família tem esse problema?
- Você anda de moto? Faz algum esporte?
- Quais os seus últimos exames de imagem?
- O que o seu médico ortopedista lhe disse?

No exame físico, será a observação de algum grau de hipotrofia muscular da região do supraescapular, do infraescapular e do deltoide, sendo a atrofia evidente desse músculo e incapacidade de abdução um sinal indicativo de possível lesão do nervo axilar no momento da luxação.

O indivíduo irá exibir limitação espontânea ou voluntária de movimentos e esse será, sem dúvida, o típico sinal de apreensão (do adjetivo apreensivo, temeroso) que mostrará se existe essa possibilidade de reluxação e, portanto, de antecedentes de luxações anteriores.

Esse sinal é executado com o indivíduo em pé ou deitado, com o membro superior relaxado e o examinador fazendo simultaneamente a abdução, a rotação externa e a projeção posterior ("jogar uma pedra"), simulando uma condição de iminente luxação glenoumeral, evitada veementemente pelo examinando, mostrando preocupação e ansiedade. Tal preocupação pode também persistir para as atividades da vida diária, atividades esportivas ou do trabalho e ser referida pelo indivíduo na anamnese, constituindo-se em uma incapacidade subjetiva pelo medo da ocorrência da luxação (*fear avoidance*). Caracteristicamente, tal manobra não deve causar dor, mas simplesmente apreensão ou medo de reluxação (MCFARLAND, 2010).

As manobras de deslocamento ou subluxação da cabeça umeral na glenoide, por movimentos de "pistonagem" e "da gaveta", feitos pelo examinador, podem informar sobre a existência de frouxidão capsuloligamentar, adquirida ou congênita.

Um alerta: a frequente ocorrência de crepitação ou de ruídos de atrito sentidos durante a palpação ou referidos pelo indivíduo não é patognomônica de quaisquer afecções específicas, devendo ser pesquisada bilateralmente e muito bem relacionada com sintomas objetivos, principalmente dores naquele exato momento e bloqueios articulares.

Acredita-se que a recidiva de uma luxação traumática, portanto aguda, em indivíduo adulto sadio, mesmo que bem tratada por redução incruenta imediata, apresente possibilidade de recorrência de mais de 60%, não havendo, porém, indícios que algum tipo de esforço ou postura possa piorar essa porcentagem, havendo mesmo certo grau de acomodação ergonômica ou "cicatrização" com o passar do tempo.

Segundo Boone (2009), a possibilidade de recidiva ou recorrência de uma segunda outra luxação de ombro, após a primeira ter sido reduzida adequadamente, varia de 14% a 100%, porém, todos os autores concordam que o fator mais importante para essa recorrência é a idade na qual ocorreu o primeiro episódio, ou seja, quanto mais jovem, maiores recidivas.

Segundo Robinson (2006) e Hovelius (2008), naquelas primeiras luxações tratadas com redução, imobilização por 4 semanas e reabilitação articular, a possibilidade de reluxação é de 54% em período de observação de 25 anos, para qualquer idade, com atividades de vida diária normais. Hovelius observa que mesmo indivíduos mais novos podem apresentar estabilização ou ausência de reluxações em 20%.

Também é consenso de que, salvo a possibilidade de recidiva após a primeira luxação e o medo dessa ocorrência, o ombro luxado apresenta boa funcionalidade, não restando outras sequelas incapacitantes, pois essas lesões decorrentes de traumas agudos possuem boa capacidade de cicatrização, ao contrário daquelas degenerativas.

De modo prático, sintetizando a literatura, podemos afirmar que as luxações que ocorreram em indivíduos abaixo de 20 anos apresentam 100% de possibilidade de recidiva. Aquelas ocorridas entre 20 e 30 anos têm 75% de possibilidade e acima de 50 anos, 20%, sendo essa instabilidade evidenciada já nos 2 primeiros anos após a luxação inicial.

Segundo Bishop (2011), o tratamento artroscópico dessa primeira luxação apresenta 31% de recidivas, principalmente relacionadas a pacientes mais jovens e ativos.

Mais uma vez, torna-se evidente o valor do histórico traumático e ocupacional desses indivíduos.

Caso essas luxações se tornem recidivantes, frequentes e habituais, o médico perito deverá afirmar condição de incapacidade provisória, porém, passível de tratamento e reparação, restando algumas restrições aos movimentos específicos acima descritos como causadores e alguma limitação de movimentos pelas próprias técnicas cirúrgicas, porém, não devendo restar quadro doloroso significativo.

A possibilidade de desenvolvimento de artropatia pós-luxações de ombro foi bem estudada por Hovelius (2009), na Suécia, o qual examinou 223 ombros em avaliação tardia após 25 anos, mostrando que 80% das luxações ocorreram em homens; 50% destas ocorreram em atividades esportivas; 43% tiveram somente um episódio de luxação; 8% continuaram a ter luxações recidivantes; 14% apresentaram estabilização articular e 28% foram operados. Os fatores que influenciaram o aparecimento da artropatia (vista em radiografias) foram: maior idade quando do primeiro episódio, trauma esportivo como episódio inicial; alcoolismo, tabagismo, persistência de luxações e estabilização espontânea tardia. Não houve diferenças entre o grupo operado e aqueles que tiveram apenas um episódio de luxação. Não houve influência dos fatores idade, sexo, lado, tipo de redução ou pequenas fraturas da cabeça umeral ou da glenoide na instalação da artropatia. A artropatia grave e moderada atingiu 56% dos indivíduos após 25 anos, mesmo aqueles que tiveram apenas um episódio. Um dado importante a ressaltar é que mesmo as artropatias radiologicamente graves se apresentaram com bons resultados funcionais, sem haver o aparecimento de sintomas típicos das lesões do manguito rotador.

O exame de imagem capaz de auxiliar na comprovação diagnóstica e nas sequelas das instabilidades crônicas do ombro é principalmente a ressonância magnética que mostrará as lesões tipo Bankart (destacamento da região anteroinferior do labrum) em 90% dos casos e lesão de Hill Sachs (lesão tipo sulco por compressão da borda da glenoidena, região posterolateral da cabeça do úmero) em aproximadamente 80% dos casos, podendo também haver lesões tipo SLAP em 10% e sequelas de pequenas fraturas, sem, porém, haver lesões do manguito rotador, de relevância pericial. É evidente que uma simples radiografia, bem identificada (nome e data), mostrando a luxação glenoumeral, será decisiva na avaliação cronológica da questão.

O consenso atual é de que as tais primeiras luxações anteriores devam ser tratadas por redução incruenta sob anestesia geral, controle radiográfico imediato, com imobilização simples por 3 semanas e reabilitação por mais 3 semanas, com reavaliação por ressonância após esse período, com grande tendência à indicação de cirurgia artroscópica reparadora se o indivíduo estiver na faixa etária de 30 anos ou menos ou for de alta demanda física.

1.9. AS LESÕES "SLAP" *(SUPERIOR LABRAL ANTERIOR TO POSTERIOR)*

Essas lesões devem ser estudadas pelos médicos peritos, pois, com frequência, são mencionadas nos relatórios dos exames de ressonância magnética, podendo ser causa de sintomas dolorosos e de incapacidade funcional ou mesmo causando confusão diagnóstica com subluxações.

O labrum glenoidal é um anel fibrocartilaginoso que circunda toda a glenoide e ajuda a fixar a cápsula articular, dando estabilidade à cabeça umeral. Em sua região superior, há a inserção da cabeça longa do tendão do bíceps.

Os movimentos e esforços em rotação externa e abdução, aliados à excentricidade da cabeça umeral, forçam esse retináculo a se destacar da glenoide, havendo, então, a ruptura desse anel, que irá progredir da borda anterior (posição das 10 horas) para a região posterior (posição das 2 horas), com variados graus de extensão e profundidade, gerando classificações de pouco interesse pericial.

Sua frequência é de aproximadamente 10% nos exames de imagem voltados para as afecções do manguito rotador do ombro.

De Carli (2012), examinando 36 atletas com mais de 10 anos na equipe de ginastas da Itália, observou que 100% deles apresentavam algum tipo de alteração ao exame de ressonância magnética e especificamente 44,4% com lesão SLAP.

Também em atletas de lançamento (*overhead athletes*), foram encontrados 7,5% dessas lesões SLAP por meio da ressonância magnética em indivíduos assintomáticos e, mesmo após 5 anos de seguimento, eles continuaram sem sintomas (CONNOR, 2003).

Já os resultados estatísticos de Fredericson (2009) foram muito mais expressivos, pois encontraram em atletas de elite assintomáticos as lesões SLAP em 58% dos jogadores de voleibol e em 83% dos nadadores. Seu mecanismo por *trauma agudo* é raro e será por queda sobre o ombro com o membro superior em hiperextensão ou por uma tração súbita do braço acima da cabeça (TRANTALIS, 2008).

De importância pericial é o mecanismo por traumas repetitivos causados por movimentos do braço acima da cabeça, em rotação externa, tal como se observa em atletas com posturas de arremesso ou lançamento de objetos, com a cabeça umeral rodando dentro da glenoide e forçando sua periferia, com intensa solicitação do tendão do bíceps.

Os casos mais frequentes ocorrem em atletas de arremesso de dardo, de peso, de bolas de beisebol, de handebol, de nado de costas e de fisiculturismo. O movimento de saque do tênis é um dos mais citados (ABRAMS, 2010).

Outro fator recentemente estudado é o chamado impacto interno (*internalimpingement*), em que ocorre a hiperpressão da cabeça umeral sobre as estruturas do manguito em um mecanismo "de dentro para fora" e em sentido de baixo para cima, tal como apoiar o cotovelo na mesa de trabalho ou na janela, podendo causar também isquemia, lesões degenerativas e dores, tanto nos tendões quanto no labrum.

Em minha experiência, seguindo esse raciocínio de compressão externa ou estiramento, levando a uma isquemia e esta à degeneração tendinosa, essa situação pode também ocorrer de forma crônica pela posição de dormir sobre o ombro, com travesseiro baixo, com o braço aduzido e atravessado sobre o tórax, explicando assim a grande incidência de sintomas no ombro não dominante, muitas vezes durante o sono e em pessoas que não se expuseram a esforços de abdução e rotação externa. Não foram encontrados trabalhos científicos específicos a essas posturas.

A elevação simples do membro acima da cabeça, sem essa rotação ou esforço, não é causadora do mecanismo de lesão SLAP, que não deve ser confundida com lesões degenerativas do labrum.

A queixa clínica é semelhante às tendinites e bursites do supraespinhal, acrescida da incapacidade mecânica e dolorosa de arremessar ou lançar objetos, com sensação de travamento, bloqueio e ressalto articular.

O exame clínico mostra dor à palpação daquela região superior e lateral do ombro, logo abaixo do processo coracoide, exacerbada por manobras de abdução e rotação interna do braço, porém, vários autores afirmam que não há teste único específico válido para diagnóstico dessa lesão, podendo a combinação deles (testes de O'Brien, Hawkins, Nerr, Jobe, Speed, Yergason) apenas reforçar a suspeita de tal lesão (PARENTIS, 2006; HEGEDUS, 2012).

O exame de imagem que possibilita a confirmação diagnóstica é a ressonância ou artrorressonância magnética do ombro, considerada o padrão ouro, com 85% de especificidade, porém, demandando a leitura por profissionais habituados a esse diagnóstico (TRANTALIS, 2008).

Essa lesão pode coexistir com a instabilidade articular em 20% dos casos ou com lesões do manguito que deverão ser tratadas simultaneamente.

Outra lesão associada à SLAP e que é referida nas ressonâncias, é o cisto paralabral, de origem semelhante aos cistos meniscais do joelho, podendo atingir tamanho e localização causadora de bloqueios articulares, porém sem queixas na maioria das vezes, apenas expressando um achado de imagem.

Quanto aos tratamentos dessa afecção SLAP, a reabilitação física e adaptações de posturas são frequentemente suficientes para a diminuição dos sintomas, sendo os procedimentos cirúrgicos artroscópicos reservados aos atletas abaixo de 35 anos ou em outros indivíduos em que foi possível afastar causas degenerativas de lesões labrais.

Assim, o médico perito deve ter cuidado ao investigar o verdadeiro papel do alegado trauma ou a postura viciosa como gênese dessa lesão e desse resultado de ressonância, pois dificilmente terá sido causada por movimentos como em geral se observam nas tarefas de linhas de produção ou montagem.

1.10. A TENDINITE CRÔNICA DA PORÇÃO LONGA DO BÍCEPS BRAQUIAL

A tendinite, tendinose ou degeneração da porção proximal do tendão do bíceps braquial é causa frequente, importante e incapacitante nas queixas de dores na região anterior do ombro.

Por serem muito raros os diagnósticos de afecções da porção curta desse músculo (aquela que se insere no processo coracoide), vamos nos ocupar apenas daquelas queixas sobre a porção ou o cabo longo.

Essa cabeça longa do bíceps se origina na região superior da glenoide, fica em íntima relação com o tendão do supraespinhal e do infraespinhal no intervalo ou espaço dos rotadores, desce e entra na goteira bicipital em angulação de quase 90°, servindo, assim, junto com esses outros tendões, como estabilizador anterior da cabeça umeral, comprimindo-a contra a glenoide e evitando, desse modo, a subida da cabeça em movimento de translação ou de lançamentos.

Na anatomia de superfície, necessária à palpação, pode-se localizar a goteira na região anterior do ombro, sobre a cabeça do úmero, entre a grande tuberosidade (lateral) e a pequena tuberosidade (medial).

Essa referência anatômica é importante, pois todos os testes específicos para essas lesões (Hawkins, Speed, Yergason) consideram a dor na goteira como teste positivo para a tendinite bicipital. Uma consulta a imagens anatômicas facilitará esse entendimento.

Em conjunto com a porção curta do músculo, a cabeça longa faz a flexão e a supinação do cotovelo.

Deve-se dar atenção ao fato de que essa porção longa não é ativada quando ocorrem movimentos do ombro estando o cotovelo estabilizado (sem flexão ou extensão, sem pronação ou supinação), servindo como sinal semiológico de isolamento de função intrínseca do ombro.

A população mais frequentemente atingida é aquela de praticantes de esportes de alto impacto ou esforços para os ombros, tais como lutadores, ginastas, nadadores, lançadores, fisiculturistas ou, em menor porcentagem, aqueles trabalhadores que exerçam atividades de intensas flexões de cotovelo ou movimentação de supinação sob esforço, devendo-se sempre considerar a maior frequência nos mais idosos, acima de 40 anos.

As causas anatômicas das afecções primárias ou isoladas dessa porção tendinosa correspondem a apenas 5% dos casos e são devidas à instabilidade por perda da contensão da goteira ou polia bicipital rasa, formação de osteófitos ou por sequelas de fraturas, levando a processo irritativo, inflamatório e doloroso.

Vê-se que, para que haja essa subluxação ou luxação do cabo tendinoso para fora dessa goteira, é necessário ocorrer algum trauma ou esforço evidente ou processo degenerativo muito intenso.

As causas secundárias são mais frequentes e associadas às lesões do manguito rotador, devendo sempre serem procuradas as associações com lesões do labrum (SLAP), o pinçamento e as rupturas de outros tendões de contensão (supraespinhal, subescapular e infraespinhal).

Devem ser investigadas causas sistêmicas ou gerais que possam desencadear processos inflamatórios locais, tais como gota, artrite reumatoide, espondilite anquilosante, infecções silentes ou mesmo lesões decorrentes de múltiplas infiltrações com corticoides.

O processo irritativo crônico pode levar a uma isquemia relativa com degeneração secundária e estenose da bainha, semelhante ao "dedo em gatilho", com quadro doloroso e incapacitante (EJNISMAN, 2010).

A queixa ou quadro clínico é de dor na região anterior do ombro, com alguma irradiação para a face anterior e radial do braço, podendo haver referência a estalidos ou ressaltos dolorosos ao se realizarem movimentos que solicitem esse músculo. Essas dores podem se agravar à noite, especialmente se o indivíduo deita sobre esse ombro (CHURGAY, 2009).

Tais queixas são muito próximas daquelas das lesões do manguito rotador, tanto na sua localização quanto nas suas características referidas pelo indivíduo.

O exame físico mostra dor à palpação da goteira bicipital localizada anteriormente e logo abaixo da cabeça umeral, colocada em evidência pela rotação externa do braço, podendo haver referência a estalidos ou ressaltos dolorosos ao se realizarem movimentos que solicitem esse músculo.

Deve-se avisar que tal palpação pode ser também dolorosa em 50% das pessoas sem essa afecção tendinosa, apenas sendo vítimas da mão pesada do examinador, devendo sempre ser examinado o ombro contralateral.

Apesar da praticidade e do baixo custo do exame ultrassonográfico, este deve ser feito bilateralmente, porém, o exame de imagem conclusivo é a ressonância magnética, pois será capaz de avaliar estruturas próximas aos ossos, sem interferências. A artrorressonância está indicada quando se suspeita de lesões SLAP associadas.

No artigo de Churgay (2009), há um interessante quadro mostrando as vantagens e desvantagens dos exames de imagem para os casos de tendinite do bíceps.

O tratamento inicial é o não operatório, a não ser que a causa da luxação do tendão na goteira tenha sido traumática aguda.

O tratamento cirúrgico deve focar no tratamento do distúrbio básico ou associado causador da instabilidade desse tendão, geralmente causado por alterações dos ligamentos e do manguito adjacente. As opções cirúrgicas são de tenotomia simples, com pós-operatório rápido, boa função bicipital residual, servindo também como complemento de tratamento da dor crônica de rupturas completas do manguito.

É possível que haja a ruptura secundária espontânea, ou sob mínimo esforço, desse tendão em indivíduos com história de tendinite crônica, sentindo-se um estalido, resultando na melhora do quadro de dor e na deformidade em "braço de Popeye" pela retração do corpo muscular do bíceps.

Tanto na ruptura por tendinose como na tenotomia operatória intencional, haverá perda de força de flexão de 12% e de supinação de 15%, com perda de resistência a esforços contínuos de até 20%.

Essas porcentagens de perda funcional não devem ser aplicadas como fórmula matemática de cálculo de indenizações, mas sim orientar o médico perito sobre o porcentual funcional restante.

Segundo Gill (2001), essa cirurgia de tenotomia artroscópica proporciona 96,7% de bons resultados, com 1,9 semana de retorno ao trabalho, infelizmente não correspondendo à nossa realidade pericial.

A outra opção é a tenodese ou sutura do tendão distalmente à goteira bicipital, porém demandando cuidados técnicos e de pós-operatório muito maiores.

Os resultados quanto à satisfação do paciente são equivalentes para ambas as técnicas (BOLLIER, 2010).

1.11. A DISCINESIA ESCAPULAR

Como lembrado no capítulo sobre a anatomia e exame físico do ombro, a escápula desempenha importante função na ancoragem muscular, no apoio de outras estruturas ósseas e na movimentação conjunta, estável e harmônica do ombro, participando ativamente dessa cadeia cinética que conta com 17 músculos atuantes.

Qualquer alteração ou deficiência desse sincronismo se refletirá na funcionalidade do ombro. De modo inverso, muitas das afecções não propriamente escapulares causarão também essa desorganização cinética (discinesia).

O principal estudioso desse assunto é W. B. Kibler (2010, 2013), que há mais de 15 anos vem pesquisando aspectos anatomofuncionais, mecanismos causais, correlações com outras afecções do ombro, métodos de diagnóstico e condutas de tratamento.

Esse autor enfatiza que essas alterações são multifatoriais, reativas a quadro doloroso, neurológico ou mecânico, próprios da região da escápula ou distantes dela. Além disso, cita a presença dessa discinesianas alterações ocorridas na articulação acromioclavicular, na clavícula, na síndrome do impacto, nas lesões do manguito, nas lesões labrais e nas instabilidades do ombro.

Seja causa ou efeito, a discinesia escapular é frequentemente observada nas queixas de rupturas do manguito, e isso implica na necessidade de se examinar essa articulação rotineiramente durante as perícias médicas.

No caso de atletas, a maior causa são os erros de treinamento, seja por sobrecarga, por falta de períodos de pausa, por equipamentos mal regulados ou por microtraumas locais.

As dores crônicas ou mesmo o medo da ocorrência delas (*fear avoidance*) podem levar o indivíduo a assumir posturas viciosas, contraturadas, fatigantes, mesmo em tarefas de escritório, as quais irão predispor à isquemia relativa, com agravamento e perpetuação do ciclo de dores.

Esse quadro é frequentemente observado em consultório, em indivíduos sob tensão psíquica ou estresse funcional, podendo se confundir com o diagnóstico de síndrome miofascial escapular, geralmente unilateral, mais frequente à esquerda e em mulheres.

No exame clínico estático, pode-se observar algum grau de assimetria de posição entre as escápulas em relação à coluna vertebral e à cabeça, a projeção de seus ângulos superior e inferior ou outros fatores associados, tais como cicatrizes, atrofias, relevos e deformidades.

No exame clínico dinâmico, o que se observa nos portadores de discinesia escapular é a assimetria de movimentação tridimensional das escápulas, seja em protração (ombros à frente), seja em retração (ombros para trás), ou mesmo na elevação, no abaixamento ou na circundução, havendo palpação dolorosa da musculatura contraturada, sem crepitações importantes (UHL, 2009).

Esse mesmo autor observou que, nos pacientes portadores de discinesia, a presença ou não de sintomas dolorosos era igual (próxima de 75%), o que demanda maior interpretação quanto à causa e efeito dos 25% restantes.

Um teste simples é aquele de se solicitar ao indivíduo que incline o corpo adiante em 45° e se apoie com as palmas das mãos na parede, fazendo lentamente flexão de braços e, assim, evidenciando algum indício de escápula alada (lesão do nervo torácico longo) ou desvios assimétricos em relação à linha mediana.

A palpação de toda a região, incluindo tônus muscular, eminências ósseas, pontos gatilhos e solicitação de movimentação do ombro com a fixação manual da escápula completará o exame físico, não se esquecendo de documentá-lo com fotos.

O tratamento da discinesia sintomática é eminentemente clínico por meio de esclarecimentos ao indivíduo, manobras de alongamentos musculares e capsulares progressivas, fortalecimento para equilíbrio entre rotadores externos e internos e melhoria da propriocepção.

O período de incapacidade funcional e laborativa deve ser o mais curto possível, para que não haja descondicionamentos ambientais.

Se não houver associações de outras afecções, não há perspectivas de sequelas, não sendo, portanto, necessários exames complementares, pois estes só deverão mostrar as afecções extraescapulares, se concomitantes.

Como diagnósticos diferenciais, sob proximidade anatômica, deve ser citada a escápula alada, diretamente decorrente da lesão do nervo torácico longo, em grande porcentagem idiopática, semelhante à síndrome de Parsonage Turner e com boa, porém lenta, recuperação (FRIEDENBERG, 2002); os cistos sinoviais subescapulares e a crepitação escapular, muitas vezes grosseira e voluntária, podendo indicar a presença de um osteocondroma benigno.

Sob a visão pericial, deve-se ter cuidado em se separar episódios característicos, antigos, seus fatores desencadeantes e perpetuantes, eventuais exames mostrando alterações não diretamente correlacionadas, porém citadas nos relatórios de imagem e daí quantificar e qualificar as alegadas incapacidades.

1.12. AS LESÕES DA ARTICULAÇÃO ACROMIOCLAVICULAR

As afecções da articulação acromioclavicular, seja pela sua frequência ou pelas suas consequências anatômicas de interferência no espaço coracoclavicular por onde passa o tendão do supraespinhal, devem ter a atenção do médico perito desde a anamnese, o exame físico localizado e a interpretação de achados de imagem.

Como foi visto nas informações sobre a anatomia, as articulações acromioclavicular e esternoclavicular são coadjuvantes na movimentação do ombro, por apresentarem pequeno grau de liberdade de movimento e grande estabilidade por meio de fortes ligamentos, porém, podem ser local de alterações pós-traumáticas (luxações, subluxações e microtraumas), reumáticas (artrites inflamatórias, hiperuricemia, espondilite anquilosante) ou mesmo doenças infecciosas (pioartrites e tuberculose) e,com grande frequência, podem levar a graves alterações estruturais dessa articulação, com formação de osteófitos, cistos e capsulite dolorosa, que trarão consequências semiológicas e funcionais.

Essas alterações, ainda que pequenas, com frequência interferem no estreito espaço coracoacromial, diminuindo seu túnel, aumentando o atrito musculotendíneo ou mesmo interferindo na irrigação local e, portanto, predispondo às lesões do manguito rotador, em especial do tendão do supraespinhal.

Os macrotraumas, tais como quedas de moto, quedas de altura e agressões, podem de imediato causar fraturas, subluxações ou luxações completas, com rupturas dos ligamentos conoide e trapezoide e consequente instabilidade acromioclavicular, evidenciadas pela deformidade "em tecla de piano", que será deprimida pela pressão do dedo do examinador.

As artroses primárias ou secundárias, degenerativas da articulação acromioclavicular, lentamente progressivas, são frequentes e acompanham o aparecimento de outros focos artrósicos, como os da coluna vertebral, quadris e joelhos.

Em 218 casos de artrose acromioclavicular sintomática, Brown (2000), usando a artroscopia, encontrou alterações em 213 (97,7%), sendo 83% de degeneração do manguito; 34% com lesão do labrum; 15% com degeneração glenoumeral; 23% de lesões do tendão do bíceps, com maior tendência de lesões mais graves em indivíduos abaixo de 50 anos.

Importância deve ser dada aos pequenos ou microtraumas, como atividades esportivas de saque, arremesso, goleiros, lutadores e também de trabalho em condições de esforço, desde que ergonomicamente bem documentado sobre essa articulação.

Na maioria dos casos, tanto as instabilidades como as artroses acromioclaviculares podem ser bem diagnosticadas pelo exame clínico e por radiografias simples, devendo a ressonância ser solicitada a fim de mostrar afecções mais complexas ou associadas.

Segundo Shubin (2001), a incidência dessas alterações acromioclaviculares ao exame por ressonância magnética pode chegar a 82% dos indivíduos assintomáticos e, comparando portadores de artrose acromioclavicular sintomáticos e assintomáticos, encontrou sinais de edema ósseo reativo em 80% dos sintomáticos e 0% nos assintomáticos, caracterizando um bom parâmetro clínico, melhor do que as simples alterações degenerativas vistas nas radiografias.

Outro aspecto de importância pericial é a acumulação de sintomas de uma tendinite supraespinhal com os sintomas de uma artrose acromioclavicular, podendo cada uma dessas afecções ter origem e nexo causal diferentes, a serem apontados pelo médico perito.

Nos casos de artrite/artrose dessa articulação, um procedimento semiológico simples é solicitar que o indivíduo aponte com um dedo o local da dor, que será marcado e conferido pela palpação pontual pelo médico perito, observando-se que estará fora do trajeto tendinoso e não se alterará com movimentos suaves do ombro. O principal movimento ou manobra para diagnóstico é solicitar ao indivíduo que cruze o braço à frente do rosto e eleve o cotovelo, como a cheirar sua axila.

Apesar da variada inventividade cirúrgica, os resultados clínicos das operações corretivas das luxações acromioclaviculares se assemelham aos dos casos não operados, restando, após 6 meses, sequelas funcionais pouco significativas e esteticamente moderadas, com dores residuais leves aos maiores esforços.

Em tempo: as fraturas da diáfise da clavícula, mesmo que consolidadas viciosamente (com desalinhamento anatômico entre os fragmentos), não são causa de dor crônica ou incapacidade funcional, desde que no trauma inicial não tenha havido lesões complexas neurológicas ou vasculares associadas.

Já para os casos de artrose acromioclavicular com sintomas ou causando associação com lesões do manguito, a conduta terapêutica atual é de ressecção artroscópica da extremidade da clavícula, juntamente com a descompressão subacromial, procedimento esse que deve ser muito bem planejado, pois não é isento de morbidade, segundo Bigliani (1997).

As alterações da articulação esternoclavicular são raras e pouco importantes do ponto de vista pericial, a não ser quando especificamente pós-traumáticas ou quando fazem conjunto com outras artropatias.

1.13. O OMBRO "CONGELADO" OU CAPSULITE ADESIVA

Essa expressão diagnóstica (*frosen shoulder*), descrita por Codmann em 1934, é parcialmente adequada, porém, parcialmente errada, pois tal afecção nada apresenta de congelada, no sentido "frio" do termo, já que é acompanhada de fenômenos inflamatórios evidentes, de longa duração e incapacitantes.

A importância pericial desse tema é a possibilidade de confusão e de diagnóstico diferencial com as verdadeiras tendinopatias, seja pelo quadro clínico seja pelos exames de imagem, pois a evolução no tempo e na intensidade é muito diversificada.

Pela literatura, sua prevalência (existência de casos em uma dada população) é considerada de 2,5% (SHERIDAN, 2006), apesar de, em nosso meio ortopédico, reumatológico e pericial, tal cifra ser muito mais baixa, o que concorda com o entendimento de Bunker (2011), que dá cifra de apenas 5% de todas as afecções do ombro, com estas afetando 15% da população em geral. Portanto, a cifra correta será de 0,75% da população em geral.

Bunker (2011) enfatiza a precariedade de pesquisas e tratamentos, afirmando que a maioria dos trabalhos atuais "apenas regurgita o que outros já escreveram, como verdade evangélica".

Essa afecção, em 70% dos casos, afeta mulheres acima de 40 anos, com 30% de bilateralidade, podendo ocorrer intervalo de anos entre o acometimento de um e de outro ombro, não existindo predileção racial.

Existem dois tipos de capsulites adesivas quanto à origem: a *idiopática*, mais frequente, ou seja, aquela em que não se consegue estabelecer uma relação de causa e efeito, e a *secundária*, em que a investigação mostra a concomitância com outras afecções predisponentes, reumáticas, de forma estatisticamente plausível.

É importante ressaltar que, para o mau investigador todas as causas são "idiopáticas".

Consideram-se fatores de risco para a capsulite adesiva a presença de diabetes (20% de risco), o hipotireiodismo, o baixo índice de massa corpórea, a história familiar, a origem nórdica e a concomitância com a doença de Dupuytren da fáscia palmar em até 50% dos casos (SMITH, 2001; BUNKER, 2011; HSU, 2011). Portanto, não se esquecer de examinar a palma das mãos.

Não há indícios de relação causal com atividades físicas ou ocupacionais dos ombros em nenhum desses trabalhos científicos, daí vindo seu grande interesse pericial como diagnóstico diferencial e nexo causal.

É possível haver alguma relação com situações de menor mobilidade do ombro, como nas fraturas de Colles e no pós-operatório de mastectomias.

O quadro clínico típico na fase inicial é de dores progressivas unilaterais no ombro, semelhantes às "tendinites", partilhando sintomas de outras afecções mais frequentes do ombro, como a síndrome do impacto e as rupturas parciais ou totais do manguito.

Essas dores ocorrem mesmo em repouso à noite, perturbando o sono, com também progressiva limitação de movimentos de rotação externa, principalmente, sendo essa limitação de rotação externa o fato mais característico, pois não guarda relação com a intensidade da dor, sendo, portanto, o sinal mais importante para o diagnóstico inicial, devendo ser chamado de ombro contraturado, e não congelado (BUNKER, 2011).

Nessa fase, a mobilização sob anestesia mostra boa amplitude de movimentos, sendo as radiografias normais.

Esse período costuma durar 3 a 6 meses, com algumas variações decorrentes de tratamento mais precoce e intensivo.

O segundo estágio corresponde à estabilização dessas limitações de movimento (flexão, abdução, rotação externa) e parcial diminuição da dor, podendo se prolongar por 12 meses até a fase seguinte.

Histologicamente, encontra-se abundante tecido sinovial hipertrófico tipo vilonodular e espessamento de toda a cápsula, mas especialmente do ligamento coracoumeral e do intervalo subacromial.

Tais alterações teciduais são respostas fibroblásticas de cicatrização e contraturas subsequentes, com grande componente genético (BUNKER, 2011).

Na terceira fase, inicia-se a resolução espontânea, com regressão da dor e lenta recuperação da amplitude de movimentos. Essa fase consumirá aproximadamente mais 12 meses. Nesse período, a mobilização sob anestesia mostrará grande restrição de movimentos, indicando causas anatômicas fibróticas.

O diagnóstico é eminentemente clínico, e os exames de imagem são solicitados apenas para afastar lesões associadas ou suspeitas.

A ressonância deverá mostrar espessamento do ligamento coracoumeral e da cápsula articular, sem outras lesões ou rupturas do manguito. A ultrassonografia, por sua vez, é de menor especificidade e poderá ser fator de confusão diagnóstica.

Quanto à radiografia, após alguns meses de evolução, também deverá estar presente a osteopenia de desuso, que, se comprovada comparativamente com o lado oposto, poderá confirmar a baixa funcionalidade do membro. Caso contrário, será indicativo de atividade e possível simulação de queixas.

Os tratamentos já tentados são numerosos e classicamente pouco efetivos, seguindo apenas a evolução no tempo e as características de cada caso.

Os trabalhos de avaliação da eficácia desses tratamentos são tumultuados por falta de seguimento longo, por sobreposição de condutas e de critérios de melhora e piora, podendo-se, assim, considerá-los empíricos, apesar do entusiasmo de seus praticantes.

A literatura mostra o uso de diversos anti-inflamatórios e analgésicos, diferentes métodos e aparelhos de fisioterapia, infiltrações com diversas substâncias, predominando os corticoides, a manipulação sob anestesia, a distensão capsuloarticular por artroscopia e a liberação capsular cruenta sob artroscopia. Vale lembrar que esses estudos não foram conclusivos.

Vastamäki (2013), em seguimento médio por 9 anos de 83 indivíduos, com idade média de 53 anos, observou que a duração média da doença foi de 17 meses, a recuperação da amplitude de movimentos, foi de 92%, e a cessação completa da dor ocorreu em 45% dos casos, com evolução muito semelhante entre o grupo não tratado, o tratado com medicações simples ou o manipulado sob anestesia. Refere, com ênfase, que 94% dos indivíduos do grupo sem qualquer tratamento recuperou níveis funcionais normais, pois a eventual e leve restrição da rotação externa não chega a causar limitações nas atividades de vida diária (HSU, 2011).

É minha opinião de que tal afecção do ombro merece maior estudo tanto pelos pesquisadores de ciências básicas como de clínicos musculoesqueléticos, sobrando para os médicos peritos a dúvida do diagnóstico diferencial e do nexo causal.

1.14. AS CALCIFICAÇÕES TENDINOSAS DO OMBRO

Esse tópico apresenta interesse pericial, pois, com alguma frequência, é citado nos relatórios de radiografias ou mesmo de ressonâncias, gerando dúvidas, nexos e até sintomas, muito mais pelos aspectos históricos das afecções do ombro do que propriamente pelos seus efeitos na sua funcionalidade.

Em parte, isso ocorre em função de que as antigas dores no ombro, rotuladas como doença de Duplay, descrita em 1872, só tinham alguma expressão documental pelo uso das radiografias simples, surgidas posteriormente, descritas primeiramente por Painter em 1907, segundo Hurt (2003), por meio das quais, então, podia-se encontrar a "culpada" calcificação, que era então afoitamente perseguida, infiltrada, aspirada e até ressecada, levando à melhora do quadro clínico pelo conjunto de medidas locais, ao conhecido efeito anti-inflamatório das "cortisonas" e a alguma sorte ou pontaria do médico infiltrador. Isso tudo ocorria em eras anteriores à da ressonância, à da artroscopia e aos estudos anatômicos do manguito rotador.

Grande parte dos trabalhos científicos ainda citados são de quatro ou mais décadas, e trazem conceitos com embasamentos desatualizados (OGON, 2009).

Nesses antigos trabalhos, a incidência radiográfica dessas calcificações é citada entre 7,5 a 20% em indivíduos adultos assintomáticos (SPEED, 1999).

A frequência das calcificações é maior em mulheres na razão 3:1, com idade média de 52 anos, tempo de sintomas de 4 anos e leve preponderância do lado direito, sendo 16% bilaterais, estes de pior evolução (OGON, 2009).

É interessante notar que as explicações e condutas sobre essas calcificações variam de acordo com a origem ou a especialidade do pesquisador, seja ele ortopedista (mais intervencionista), seja reumatologista (mais "infiltrador") ou fisiatra (mais manipulador ou "cinético").

A escassez de trabalhos científicos recentes de boa qualidade sobre o tema mostra q ue sua importância nosológica é pequena, e os conhecimentos atuais evidenciam que não há consenso quanto à sua etiologia, a seus sintomas, à sua incapacidade decorrente e a seus tratamentos efetivos.

Observa-se que os casos incluídos nas estatísticas de tratamento apresentam sintomatologia igual ou muito semelhante àqueles das lesões tendinosas comuns do ombro, sejam por tendinites, rupturas ou bursites, ficando difícil se caracterizar tais calcificações como causa ou como efeito de lesões verdadeiramente sintomáticas.

Hurt (2003), em exemplo de artigo que mais confunde do que esclarece, não consegue se expressar e se enquadrar nos parâmetros de Bradford Hill que tanto nos devem nortear.

O consenso atual é o de que essas calcificações ocorrem em sua grande maioria por processo metaplásico inespecífico intrabursal, com deposição de cristais de hidroxiapatita (cálcio), com evolução inicial levemente inflamatória, quadro sintomático pequeno ou ausente, depois de calcificação propriamente dita, e com melhora dos sintomas, seguindo-se, novamente, um fenômeno inflamatório de reabsorção espontânea ou de ruptura bursal, com quadro agudo e posterior cura sem sequelas (BARDIN, 2011).

Essa sequência fisiopatológica, apesar de comprovada, porém não explicada, não deve ser confundida com as calcificações reacionais intratendinosas dos processos degenerativos ou pós-traumáticos, bem explicadas por Descatha (2012).

Existem indicações de que tais alterações estejam relacionadas a distúrbios tireiodianos, estrogênicos, diabéticos ou reumatológicos da artrite reumatoide, também existindo alguma correlação com a síndrome do ombro congelado e com a doença de Dupuytren (HARVIE, 2007).

A sua principal localização é na região da bolsa que envolve o tendão do supraespinhal em 80% dos casos, em sua zona de estresse, onde ocorre relativa hipóxia tecidual, levando a transformações celulares fibroblásticas (UHTHOFF, 1997, citado por OGON, 2009).

Portanto, não se consegue identificar adequadamente o que seja uma calcificação sintomática, já que esta pode ser apenas a expressão em imagem de um processo degenerativo radiopaco e não propriamente uma entidade inflamatória em si.

Quanto aos tratamentos, é regra geral que se deve, de início, ser conservador, com uso de anti-inflamatórios, infiltrações de anestésico e corticoides, se possível guiadas por ultrassonografia simultânea, acompanhadas por medidas de medicina física analgésicas, ultrassom terapêutico e exercícios progressivos.

Já o tratamento com ondas de choque é mais intervencionista, porém, apresenta resultados de avaliações por meio de meta-análises inconsistentes por vieses estatísticos e grande influência da indústria de equipamentos (LEE, 2011).

Pelo exposto, parece-me que tal afecção faz parte de um quadro sistêmico com alterações celulares ainda não resolvidas, representando mais um achado de imagem em indivíduos assintomáticos ou, se sintomáticos, tais sintomas são apenas expressões de distúrbios coincidentes ou concomitantes a serem investigados ou tratados, não tendo, portanto, a calcificação um valor em si própria (CARCIA, 2013).

1.15. A SÍNDROME MIOFASCIAL DO OMBRO

Embora existam grandes evidências de relação entre lesões anatômicas (bursites, lesões tendinosas, artrose) e dores da região do ombro, há também comprovações dessas alterações em indivíduos assintomáticos e, em contraponto, a ausência de lesões em pessoas com dores.

Somando-se a essas dificuldades de estabelecimento de relação, encontram-se as discrepâncias de índices de sensibilidade e especificidade dos testes chamados "específicos".

Isso faz supor uma zona cinzenta de conhecimento, comprovação e documentação que, ao contrário de desanimar o médico perito ou induzi-lo a simplificações, cause nele a inquietação da investigação de outras causas de dores, incapacidades e nexos.

Com frequência, no consultório médico assistencial ortopédico ou reumatológico, deparamos com queixas de dores na região do ombro, as quais se mostram difusas, vagas e intermitentes, dificultando o diagnóstico anatômico pontual e ensejando exames variados e depois relatórios, que poderão alimentar dúvidas periciais.

Nessas oportunidades, surgem os vários diagnósticos diferenciais a serem explorados pelo médico assistencial e depois pelo médico perito: Fibromialgia? Contraturas musculares tensionais? Distúrbios psicossomáticos? Síndrome miofascial? Neuropatias? Síndrome do chicote? Sobrecarga de exercícios? Alguma nova síndrome sistêmica? Simulação?

Talvez, de tudo um pouco.

A atual literatura médica ocupacional está repleta de publicações, enfatizando aspectos não orgânicos de sintomas e seus desdobramentos, seja em absenteísmo, em custos de exames ou em lides judiciais.

É de interesse pericial conseguir distinguir cada um desses possíveis diagnósticos diferenciais, quantificá-los, relacioná-los com as atividades, documentá-los, constatando ou não incapacidades e sequelas com sintomas concomitantes ou confundidores, pois grande parte dessas outras afecções acima citadas como diagnósticos diferenciais é de difícil documentação por exames laboratoriais ou de imagem.

Apesar de os trabalhos sobre essas afecções isoladamente serem muito numerosos, são poucos os trabalhos científicos que fazem a correlação ou a concomitância entre as várias causas ou origens das dores no ombro e afecções não anatomicamente definidas (PEREZ-PALOMARES, 2009).

Como agravante, tem-se ainda o fato de que os indivíduos são avaliados por perícia médica alguns anos após o início dos eventos, trazendo suas sacolas cheias de exames, de cartões de fisioterapia, suas cabeças repletas de informações, com cicatrizes, aderências e sequelas de múltiplas cirurgias.

Dentre esses transtornos dolorosos citados, a fibromialgia e a sua variante localizada síndrome miofascial são preponderantes, exigindo do médico perito conhecimentos específicos, semiologia adequada, mas, mais que tudo, ter em mente e enfrentar os diagnósticos diferenciais que não constam nos relatórios de imagem.

O autor Blonna (2013), revisando 286 casos consecutivos de dores nos ombros, encontrou 18 (6,3%) com fibromialgia, sendo 13 deles sem diagnóstico prévio e ainda, entre eles, casos de até 11 procedimentos cirúrgicos realizados.

Já Bron (2011), observando o significativo índice de insucessos dos tratamentos das dores no ombro e a pouca referência sobre "pontos- gatilho" miofasciais, reavaliou 72 indivíduos com queixas de dores crônicas não traumáticas de ombro e encontrou em 100% dos casos a presença desses pontos-gatilho, presentes nos músculos infraespinhal (77%), na região superior do trapézio (58%), no redondo maior (49%) e no deltoide (38%).

Resultados semelhantes foram observados por Perez-Palomares (2009) e Hidalgo-Lozano (2010), que encontraram alta porcentagem de testes positivos para pontos-gatilho nos principais músculos do ombro em indivíduos portadores de síndrome do impacto, incluindo positividade no ombro contralateral, não portador de lesões, abrindo a possibilidade de simples coexistência de sintomas e sensitização central das dores.

Essas porcentagens coincidem com minha experiência pessoal, pois com frequência observo queixas de "queimação", "cansaço", "formigamento", "travamento" e dores difusas nessas áreas musculares, interferindo nas atividades do dia a dia, no trabalho e mesmo no repouso.

A palpação desses possíveis pontos-gatilho, de contraturas ou "bandas fibrosas" e algumas perguntas pertinentes sobre as características da dor, cefaleia e distúrbios do sono não levarão mais que alguns segundos durante o exame físico.

A gênese desses pontos-gatilho envolve mecanismos complexos bioquímicos celulares, atividade elétrica muscular anormal, isquemia e contraturas, levando a distúrbios cinéticos e predisposição a lesões estruturais.

Será a lesão tendinosa decorrente de uma síndrome do impacto o fator desencadeante das contraturas musculares ou serão as características pessoais do indivíduo, reagindo "muscularmente" às tarefas, desencadeando áreas de atrito e desgaste anatômico?

Para o médico perito, o desafio é não apenas identificar o início desse ciclo vicioso, no qual estão as causas e as consequências, mas também quantificá-las e reportá-las no laudo.

Maiores informações sobre aspectos periciais da fibromialgia serão objeto de outro volume.

1.16. AS LESÕES DO MANGUITO ROTADOR E A SÍNDROME DO PINÇAMENTO, SEUS POSSÍVEIS NEXOS CAUSAIS E CONCAUSAIS

Intencionalmente, deixei por último esse tema, pois assim possibilitei ao leitor se desvencilhar de ideias padronizadas e nem sempre exatas, tendo contato com as afecções descritas anteriormente, as quais devem fazer parte do conhecimento pericial.

Ao contrário do médico assistencial, que tem na elaboração do diagnóstico, e depois no tratamento, seus desafios profissionais, o perito médico tem como maior desafio o do estabelecimento ou não do nexo causal.

Para isso, deverá distinguir lesões degenerativas, genéticas ou constitucionalmente próprias do indivíduo e acumuladas pela idade, daquelas lesões decorrentes de traumas antigos ou microtraumas cumulativos, podendo tais tipos ou origem de lesões coexistirem e se sobreporem.

O nexo causal é aquele vínculo específico entre a afecção médica encontrada no exame pericial e a sua causa ou o seu motivo de aparecimento ou desencadeamento, podendo também mostrar a causa do agravamento de uma afecção previamente existente.

As concausas, motivo de bons debates periciais, também fazem parte desse conjunto de provas e argumentos que devem embasar as conclusões do laudo.

As queixas de problemas médicos muitas vezes são trazidas aos autos e à perícia em forma de simples sintomas ("...sente fortes dores em todo o membro superior esquerdo, principalmente ombro."); como simples transcrição de resultado de exame de imagem ("...apresenta bursite subacromial, subdeltoideia..."); afirmando uma condição de incapacidade ("...não conseguindo permanecer no mercado de trabalho por seus problemas no ombro direito, sendo dado como inapto...") ou já afirmando um nexo causal ainda a ser esclarecido ("...adquirindo grave doença do ombro esquerdo devido à exposição a movimentos repetitivos...").

Como já dito, existe grande falta de critérios de avaliação, classificação e quantificação e de termos médicos para as lesões e queixas dos ombros, dificultando o entendimento consensual dos estudos, pois encontramos tendinites, tendinoses, tendinopatias, bursites, síndrome do impacto, lesões do manguito e outros termos em uma grande confusão, dificultando até as meta-análises e revisões bibliográficas.

Estima-se que 65 a 70% das dores no ombro ocorrem por causa de lesões do manguito e estruturas correlatas, podendo ser por instabilidades articulares, sobrecargas, defeitos anatômicos, desequilíbrios musculares, processos degenerativos e isquêmicos localizados (SPEED, 2005).

Miranda (2005), em estudo populacional em pessoas com idade entre 30 e 64 anos, encontrou 11,6% de queixas de dores inespecíficas de ombro nos últimos 12 meses. Porém, essa cifra caiu para 2,0% ao se fazer o diagnóstico adequado e anatômico de tendinite crônica, mostrando um viés importante entre o relato mediante o uso de questionário e a verificação clínica e individualizada. Segundo esse autor, essas queixas inespecíficas de dores nos ombros seriam mais devidas a fatores psicossociais do que a condições biomecânicas ou metabólicas.

Sem dúvida, os interesses sociais fizeram surgir um grande número de pesquisas relacionando as dores no ombro às condições de trabalho (trabalho pesado; postura desconfortável; tarefas acima dos ombros; carregamento nos ombros; movimentos repetitivos; vibrações; empurrar e puxar objetos; duração de emprego e suas combinações), segundo Herin (2012).

Shanahan (2011), acompanhando a tendência mundial multifatorial das dores crônicas, dá ênfase aos aspectos psicossociais do trabalho, por exemplo organização, demandas, suporte, competitividade, satisfação, treinamentos, relacionamentos, liderança, como de igual importância aos antigos "movimentos repetitivos".

Em tempo, segundo a revisão sistemática feita por Waersted (2010), não há evidências de maior risco de dores no pescoço, ombros e punhos em indivíduos que operam computadores.

Essa multiplicidade de fatores envolvidos nas queixas de dores nos ombros afeta diretamente o trabalho pericial, pois faz surgir hipóteses, afirmações, relações de nexo, intervenções ergonômicas, tratamentos e prognósticos disparatados, se mal interpretados.

Da mesma forma e causando mais dificuldade pericial, segundo Ekeberg (2010), os achados de imagem não são bons índices preditivos de boa evolução de quaisquer tratamentos.

Os processos reabilitacionais, de retorno ao trabalho e de adaptações, sejam por parte da Previdência Social ou pelas empresas, não encontram eco no meio jurídico pericial e nos próprios indivíduos em litígio, dificultando ainda mais a correta avaliação da evolução, do tratamento e das eventuais sequelas, sendo muitas vezes encarados apenas como indicadores da gravidade do caso e não da grande possibilidade de restituição das capacidades prejudicadas.

Assim, tem-se a grande disparidade entre os resultados mostrados nos trabalhos científicos deste ou daquele tratamento e os relatos das perícias médicas, quando invariavelmente restam queixas, sequelas, limitações, incapacidades e insatisfações.

A chamada síndrome do impacto, colisão ou pinçamento (*impingement*) é a consequência da compressão ou "beliscamento" que ocorre entre os tecidos moles (bursa, tendões do manguito rotador e tendão do bíceps) e as estruturas rígidas do acrômio, do ligamento coracoacromial, da clavícula e a grande tuberosidade da cabeça umeral, no momento em que se executa o movimento de abdução e/ou flexão do braço, entre 70° e 120°.

Em termos práticos periciais, de forma semelhante ou mesmo decorrente, as lesões do manguito rotador estão intimamente associadas à síndrome do pinçamento ou impacto, sendo originária de degenerações tendinosas causadas ou por microtraumas ou pelo inexorável passar do tempo, preponderando aspectos individuais anatômicos constitucionais no pinçamento e degenerativo secundário na outra.

O extenso, difícil e detalhado artigo de Seitz (2011) esclarece esses fatores causais e concausais das principais lesões do manguito rotador.

As causas importantes ou situações biomecânicas a serem consideradas para estabelecimento de possível nexo causal mecânico, ocupacional ou não, são:

Causas extrínsecas: situações ou estruturas que causam compressões sobre os tendões do manguito que ocorrem no espaço subacromial estreitado, segundo o conceito de síndrome do impacto de Neer (1972), tendo fatores anatômicos ósseos, tais como a conformação do acrômio e do ângulo acromial, os osteófitossubacromiais artríticos da articulação acromioclavicular e a ossificação e o enrijecimento do ligamento coracoacromial. Essas causas biomecânicas extrínsecas são também observadas na cinemática anormal da escápula, do úmero, das posturas, dos déficits, nas contraturas e nas retrações musculares.

Como já citado anteriormente, acredito que as posturas que exponham os tendões, cápsula articular e bolsas sinoviais a situações de isquemia, podem favorecer o processo degenerativo.

Esse outro fator recentemente estudado é o chamado impacto interno (*internal impingement*), em que ocorre a hiperpressão da cabeça umeral sobre as estruturas do manguito em um mecanismo "de dentro para fora" e em sentido de baixo para cima, tal como apoiar o cotovelo na mesa de trabalho ou na janela, podendo causar isquemia, lesões degenerativas e dores, tanto nos tendões quanto no labrum.

Em minha experiência, seguindo esse raciocínio de compressão externa ou de estiramento, levando a uma isquemia, e esta à degeneração tendinosa, essa situação pode também ocorrer de forma crônica pela posição de dormir sobre o ombro, com travesseiro baixo, com o braço aduzido e atravessado sobre o tórax, explicando assim a grande incidência de sintomas no ombro não dominante, muitas vezes causando dores durante o sono e em pessoas que não se expuseram a esforços de abdução e rotação externa. Infelizmente não encontrei trabalhos científicos específicos a essas posturas, como bem valoriza na anamneses o colega perito J.J. Soler.

Portanto, a simples elevação do membro acima da cabeça, mesmo de forma repetitiva, ocupacional ou não, porém não extrema, sem essa rotação externa ou esforço, não é causadora do mecanismo de lesões microtraumáticas que, aliás, se instalam primeiramente nas áreas de menor vascularização tendinosa.

Causas intrínsecas: aquelas de características degenerativas, próprias do indivíduo, de sua carga genética, da idade, afetando as bolsas, o próprio tecido tendinoso e cartilaginoso articular. A conformação curvada para baixo do acrômio ("ganchoso"), segundo a classificação de Bigliani (1986), teve seu valor para chamar a atenção de mais um fator ósseo como causador da síndrome do impacto.

Essa hipótese e a classificação de Bigliani sobre a interferência da conformação do acrômio no canal subacromial e sua participação na síndrome do pinçamento, que esteve muito em voga há alguns anos, atualmente perderam expressividade científica, parecendo ter sido mais uma tendência passageira e infelizmente causadora de cicatrizes cirúrgicas variadas.

Segundo o *Guides to the Evaluation of Disease and Injury Causation* (Guia de Avaliação de Causação das Doenças e Lesões), da American Medical Association, (MELHORN, 2008), os seguintes fatores *ocupacionais* de risco, e as evidências estatísticas para as tendinites, a síndrome do impacto e as lesões do manguito rotador são:

- movimentos envolvendo força, repetição e má postura combinados: alguma evidência;
- vibração: evidência insuficiente;
- trabalho altamente repetitivo isolado ou associado a outros fatores: alguma evidência;
- trabalhos de força: evidência insuficiente;
- posturas desconfortáveis com o ombro acima de 60° em flexão e abdução: alguma evidência;
- tarefas em computador: evidência insuficiente;
- tarefas em ambiente frio: evidência insuficiente;
- duração do emprego: evidência insuficiente;
- membro dominante: evidência insuficiente.

Por essa mesma publicação, temos os fatores *não ocupacionais* de risco para as tendinites, os impactos e as lesões de manguito:

- idade acima de 40 anos: grande evidência;
- índice de massa corpórea acima de 30: grande evidência;
- sexo masculino ou feminino: evidência insuficiente;
- fatores biopsicossociais (trabalho monótono, pressões de produção, falta de perspectivas, litigiosidade, depressão e problemas com a liderança): grande evidência;
- diabetes tipo 1: evidência insuficiente, porém, com alguma evidência em diabéticos tipo 2.

Com essas informações, pode-se deduzir que, prospectivamente (no futuro) em 1 ano, 4,5% dos indivíduos com mais de 40 anos, IMC maior que 30, com queixas pregressas de dores nos membros superiores e executando tarefas com posturas forçadas acima da altura dos ombros por mais de 2 horas por turno, em ambientes ruins de trabalho, deverão apresentar maiores possibilidades de queixas de dores nos ombros, mesmo na ausência de lesões do manguito rotador (BODIN, 2012).

Quanto ao nexo causal nas tendinites do bíceps:

As principais causas das tendinites crônicas do cabo longo do bíceps braquial em sua região proximal são devidas à instabilidade na goteira bicipital, às tendinopatias primárias, à artrose glenoumeral e aos teófitos.

A situação anatômica do trajeto desse tendão quando vai da borda superior da glenoide em direção ao braço se faz com angulação de 30° a 40°, para daí entrar na estreita goteira bicipital (ligamento umeral transverso). Essa contenção e esse direcionamento poderão inicialmente causar maior atrito, que levará a alterações hipertróficas e vasculares (isquemia), daí predispondo a subluxações do tendão na goteira, depois tendinose e a quadro clínico de dores, podendo chegar à ruptura.

Essa instabilidade pode também ser secundária a outras lesões associadas que modifiquem o comportamento da dinâmica do ombro e desse segmento tendinoso, como as lesões tipo SLAP, as rupturas maciças de outros componentes do manguito e a discinesia escapular (BOLLIER, 2010).

Sendo o bíceps braquial o principal flexor do cotovelo e importante supinador do antebraço, o nexo causal que se pode estabelecer é com esses movimentos do cotovelo de forma frequente, com pouco tempo de intervalo de recuperação, cargas intensivas e posturas que possam aumentar aquelas condições de atrito descritas acima, principalmente quando conjugadas a esforços posturais também do ombro.

Não há parâmetros quantitativos para essas posturas, angulações, repetições ou cargas, devendo o médico perito usar de bom-senso para estabelecer seu critério.

As outras duas causas de nexo para essas tendinites de bíceps (tendinopatias primárias e artrose glenoumeral) são mais raras, ocorrendo em 10% dos casos, aumentando, porém, sua importância a partir dos 40 anos de idade ou naqueles indivíduos com antecedentes específicos de traumas, doenças metabólicas, isquemiantes ou defeitos constitucionais.

Quanto ao nexo causal nas lesões tipo SLAP:

Como dito no capítulo correspondente, as lesões tipo SLAP (*superior labral anterior to posterior*) são de comprovação clínica difícil, porém, causam sintomas evidentes (ressaltos, bloqueios e falhas).

Seu mecanismo causal é, entretanto, bem conhecido, com boas evidências estatísticas de que ocorre em indivíduos expostos a traumas evidentes e agudos, com o braço em extensão acima da cabeça ou naqueles com atividades esportivas intensas (lançamento de dardo, ginastas, arremessadores de beisebol, fisiculturistas).

Só existirá relação explícita entre as lesões SLAP iniciais e aquelas próprias do manguito quando houver quadro antigo e crônico, com evidente instabilidade glenoumeral secundária.

Assim, deve-se ter muito cuidado pericial quanto ao nexo, ao se defrontar com um relatório de ressonância magnética mostrando lesão SLAP isolada, pois as frequentes associações alegadas de movimentos simples acima da cabeça não sustentam tal nexo causal.

Quanto ao nexo causal nas capsulites adesivas:

Essa afecção, conhecida erradamente como "ombro congelado", é originada por distúrbios celulares fibroblásticos com componente genético e com outras características de risco, como a presença de diabetes (20% de risco), o hipotireoidismo, o baixo índice de massa corpórea, a história familiar, a origem nórdica e a concomitância com a doença de Dupuytren da fáscia palmar em até 50% dos casos (SMITH, 2001; BUNKER, 2011; HSU, 2011).

Apesar de o quadro clínico na fase inicial apresentar alguma semelhança com as "tendinites" do ombro, o médico perito deverá ter muito cuidado para não confundir aquela evolução clínica descrita no capítulo correspondente com outras causas, pois a gênese é totalmente diferente, mesmo que ocorra a presença simultânea de alterações de exames de imagem.

Quanto ao nexo causal nas calcificações periarticulares, nas síndromes miofasciais e nas instabilidades crônicas do ombro, as explicações estão nos respectivos capítulos.

1.17. A INCAPACIDADE E O PROGNÓSTICO NAS AFECÇÕES DO OMBRO

É parte importante e essencial à perícia médica a verificação e a comprovação da presença de incapacidade funcional decorrente de uma alegada queixa musculoesquelética e seus desdobramentos nas atividades de vida diária, nas lides ocupacionais, no lazer e mesmo na esfera psíquica.

Essa caracterização se espera do laudo pericial, que não pode se limitar a informar apenas sinais, sintomas, resultados de exames ou diagnósticos, expressos em porcentuais de conhecida tabela.

Da mesma forma, interessa a quem for ler essas informações periciais qual será a evolução daquela queixa (ou lesão) no decorrer do tempo, suas perspectivas de melhora, agravamentos, tratamentos ainda possíveis e sequelas permanentes.

O ambiente científico e mesmo os hábitos diários nos impelem a quantificar numericamente a maior parte possível de nossos questionamentos, e isso nos faz cometer erros conceituais, como "perda de 32% da função da mão", "incapacitado a carregar pesos acima de 23 kg", "impossibilitado de ser exposto a níveis sonoros de 85 decibéis", "deve evitar a exposição a hidrocarbonetos alifáticos e aromáticos", como se esses fossem números mágicos que exprimiriam as capacidades e incapacidades do indivíduo.

É claro que devemos respeitar tabelas, índices e níveis, minutos ou centímetros, mas a capacidade funcional é abrangente e deve se pautar pelo senso daquele indivíduo como um todo, mesmo que sua queixa seja só do ombro esquerdo.

A minha sugestão, sem sair pela tangente, sem ficar em cima do muro e sem perder o foco, é a de se graduarem esses parâmetros em *inexistente, leve, moderado, grave ou total*, deixando a quem de direito a quantificação numérica da sentença.

De mesma forma, o prognóstico deve ser explícito em *bom, regular ou mau*, referindo-se sempre ao tempo (temporário, permanente, dias, meses, anos), e relacionando-se a possibilidades ambientais, recursos disponíveis, condições individuais, limitações sociais e laborativas.

O termo "lesão consolidada" expressa a ausência de mudanças do quadro clínico no período de 1 ano, após uso de medidas terapêuticas adequadas.

Exemplo: "Existe incapacidade considerada leve, permanente, para as funções de vida diária e atividades XXX anteriormente exercidas, sem prognóstico de melhora do quadro clínico funcional do ombro direito do Sr. YYY, não sendo indicado procedimento cirúrgico ou reabilitacional, em razão da idade e recursos terapêuticos atuais. Não se evidenciam consequências psíquicas de importância".

Nos casos das afecções do ombro, diante de rápida evolução dos meios de diagnóstico, do aprimoramento das técnicas cirúrgicas e de reabilitação, mas principalmente das discrepâncias de resultados dos variados tratamentos e interesses envolvidos descritos nos trabalhos científicos, valem as meta-análises, as revisões e os estudos de evidências (COCHRANE, *Evidence Updates*), não se devendo fixar em livro aquelas porcentagens mutáveis a cada semana pelas informações confiáveis e amplamente disponíveis, fazendo-se, portanto, necessária a atualização contínua do médico perito, seja por meio da internet, seja com a experiência e o apoio de colegas especialistas na área.

O principal e fatídico prognóstico negativo para todas essas afecções musculoesqueléticas é a idade, pois *Senecta morbus est.* (A velhice é uma doença).

2. COTOVELO

2.1. RELEMBRANDO NOÇÕES DE NEXO CAUSAL

Conforme já escrevi em outro livro (*A Simulação na Perícia Médica*. 2. ed. São Paulo: LTr, 2011):

> O Médico Perito tem a obrigação de saber os Critérios de Causalidade propostos pelo médico e estatístico britânico Austin Bradford Hill: *O Meio Ambiente e a Doença:* Associação ou Causação?(1965), que estabelecem o nexo da causalidade de uma doença ou mesmo de um resultado ou sequela.
>
> Sempre é bom recordar esses preceitos, para se conseguir a sequência de raciocínio lógico no estabelecimento do nexo causal entre dois fatores alegados, no caso pericial envolvendo queixa e consequência, e em última análise a existência de sinais e sintomas decorrentes de uma alegada afecção.
>
> Apesar de aparentemente óbvios, esses critérios, quando aplicados sistematicamente e em conjunto, muito auxiliam na elaboração das conclusões periciais, evitando-se uma simulação.
>
> *Sequência temporal:* a exposição a um agente sempre tem de preceder sua consequência ou resultado. Por exemplo: os sintomas de AIDS só podem aparecer após algum tempo de contaminação ao vírus HIV ou, ainda, a exposição à sílica livre demora alguns anos para ocasionar a fibrose pulmonar característica.
>
> *Força de associação:* é a medida estatística do "tamanho" da existência da associação. Por exemplo: Um tiro na cabeça tem grande força de associação com morte imediata. Já a exposição ao sol não leva inexoravelmente à insolação.
>
> *Intensidade dose-resposta:* um aumento de exposição causa um aumento de risco e vice-versa, ou seja, menor exposição, menor risco de ocorrência de um dado efeito. Exemplos: a hipoglicemia está relacionada à dose de insulina administrada. A exposição a 86 decibéis causará menor dano ao ouvido médio que a exposição de 95 decibéis. As avaliações de insalubridade e periculosidade se baseiam em limites de tolerância,

tempo de exposição, quantidade e distâncias, medidas essas que devem ser analisadas, quando alegadas pelo Examinando.

Constância (consistência ou coerência): quando resultados semelhantes são obtidos por diferentes métodos de avaliação, diferentes pessoas e em diferentes circunstâncias ou lugares. Por exemplo: a relação entre câncer de pulmão e tabagismo, resultado de trabalhos feitos em diferentes condições, porém sempre com resultados semelhantes. Muito cuidado se deve ter em citações de exceções ou casos isolados, ou mesmo de simples "experiência pessoal".

Plausibilidade biológica: quando a associação concorda com os conhecimentos atuais dos processos biológicos. Por exemplo: dificilmente se terá alguma pneumonia purulenta sem febre ou tosse ou ocorrerá a cura espontânea de um câncer gástrico, diferentemente de uma lombalgia ou epicondilite, reconhecidamente afecções autolimitantes (que desaparecem por si sós).

Especificidade: quando certa causa produz um efeito específico e com constância. Por exemplo: em pessoas normais, a exposição a alta temperatura causa sudorese. Muito cuidado se deve ter em se relacionar causas "genéricas", por exemplo, "esforços repetitivos" com consequências também genéricas ("tendinites em ambos os membros superiores").

Analogia: mostra a existência de casos anteriores de exposição e que causaram efeitos semelhantes, à semelhança do "Nexo Técnico Epidemiológico". Atenção deve ter o médico perito para não aceitar passivamente a existência de vários casos na mesma linha de produção, na mesma empresa ou denunciados pelo mesmo órgão de classe ou patrono, pois existe a possibilidade de estar apenas havendo uma "contaminação ambiental" ou filão.

Topografia: quando certo fenômeno desencadeia uma reação anatomicamente definida. Não há como se relacionar (ou acreditar) que uma fratura de costela cause perda de força em braço esquerdo e perna direita.

Explicações alternativas: quando as outras possibilidades foram adequadamente exploradas e descartadas, dando-se especial atenção aos diagnósticos diferenciais, como já explicados anteriormente.

Experimentação, prevenção, eliminação: quando um fenômeno pode ser prevenido, alterado ou eliminado por meio de intervenções específicas. Por exemplo: a diminuição de mortes por acidente de trânsito após controle de velocidade ou alcoolismo.

Esse balizamento do raciocínio lógico facilitará enormemente a sequência de investigação, orientando a anamnese, o exame físico, a avaliação dos exames complementares e as conclusões de um laudo pericial.

2.2. A PERÍCIA MÉDICA NAS QUEIXAS DO COTOVELO

O cotovelo, por sua posição intermediária entre o ombro, extremamente móvel, e a mão, bastante atuante e vulnerável, apresenta uma frequência comparativa pericial modesta, muitas vezes associada a outras queixas musculoesqueléticas, mas nem por isso mais fácil de se enfrentar.

Essa frequência de queixas periciais do cotovelo pode ser resumida a:

- tendinites, incluindo a epicondilite lateral: 80%;
- dor e incapacidade laborativa (inespecífica): 10%;
- sequelas de traumas, de cirurgias, lesões de nervos: 10%.

Tais números periciais não representam a realidade médica assistencial, em que as sequelas de traumas são muito maiores, e as lesões de nervos aparecem com maior frequência.

A sua complexidade anatômica óssea, os seus ligamentos, as suas ancoragens musculotendinosas, o trajeto de vasos e nervos e a funcionalidade da flexo-extensão e da prono-supinação fazem seu estudo desafiador, exigindo permanente atualização.

2.3. BREVE RECORDAÇÃO ANATÔMICA E FUNCIONAL DO COTOVELO

O cotovelo é a peça principal na adaptação das distâncias e dos braços de alavanca do membro superior, estabilizando, aproximando ou afastando do corpo a excepcional atividade das mãos.

Por meio dos potentes músculos biarticulares, atuando em sinergia com músculos mais específicos e delicados do antebraço, seja nos movimentos de flexão e extensão, seja nos movimentos de pronação e supinação, o cotovelo completa a cadeia cinética funcional dos membros superiores, traduzindo grande parte da evolução humana.

Ao observarmos a articulação do cotovelo formada pelas extremidades ósseas distal do úmero e proximais do rádio e da ulna, podemos ver uma interessante e complexa arquitetura que, de fato, se constitui funcionalmente em três articulações:

- Entre a tróclea ("carretel") do úmero e a incisura do olécrano, funcionando como uma dobradiça ou um gínglimo, sendo responsável pelo movimento de flexão e extensão.

- Entre a cabeça do rádio e o capítulo do úmero, com função de completar a flexo-extensão e de permitir a rotação dessa cabeça no eixo longitudinal do rádio. Esse movimento complexo é chamado de pronação e supinação e, estando o cotovelo em 90º, faz a palma da mão se voltar para baixo ou para cima, respectivamente. Para não esquecer: "supinar é suplicar, pedindo esmola".
- Entre a ulna e a cabeça do rádio, tipo trocoide ou em pivô, com a cabeça do rádio girando no sentido de seu eixo e contida pelo ligamento anular.

Esses movimentos não são simples, pois as superfícies articulares não são geometricamente regulares, apresentando inclinações e variações de formato que fazem a flexo-extensão mostrar um ângulo de carga do cotovelo (*carringangle*) com o vértice voltado para a linha mediana do corpo na extensão completa, fazendo também na prono-supinação um movimento em arco da extremidade distal do rádio, entrecruzando-se com a ulna.

A flexão é executada pelos músculos braquial, bíceps e braquiorradial, em ordem decrescente, enquanto a extensão é executada principalmente pela porção medial do tríceps, e pronação, pelos músculos pronadores redondo e quadrado, e a supinação pelo músculo supinador e pelo bíceps.

Esses movimentos são controlados por inervação cervical, como se segue:

Flexão: C5, C6; extensão: C7, C8; pronação / supinação: C6.

A estabilidade dessas articulações é conseguida por um complexo conjunto de ligamentos, sendo os principais ligamentos: o colateral medial (ulnar) e o colateral lateral (radial), que deverão ser pesquisados em manobras de valgo e varo.

As principais bolsas sinoviais são a olecraniana, que é extrarticular, e a intracapsular, que envolve todas as articulações sinoviais descritas acima.

Os trajetos dos nervos na chamada fossa cubital, em forma de "V", são de importância semiológica, situando-se na região anterior do cotovelo, por onde passam o nervo mediano, o nervo radial, a artéria braquial e as veias basílica e cefálica. O nervo ulnar passa atrás do epicôndilo medial.

Quanto à potência muscular nos movimentos do cotovelo, o autor Askew (1987) observou não apenas que o lado dominante é apenas 6% mais potente que o lado não dominante, mas também que a força de extensão do cotovelo corresponde a apenas 61% da força de flexão e que a pronação corresponde a 86% da supinação.

2.4. PRINCIPAIS AFECÇÕES NAS PERÍCIAS DO COTOVELO

Considerando-se as informações anatômicas e funcionais acima, podemos dividi-las segundo a possibilidade de gerarem queixas periciais nos cotovelos:

- Osteoligamentares: por meio das frequentes sequelas pós-traumáticas com consolidações e cicatrizações defeituosas das fraturas e luxações.
- Neurais: pelos problemas nos 3 principais nervos e seus ramos, que servem à região (radial, ulnar e mediano) e suas consequências sensitivas e motoras.
- Musculotendinosas: pelos esforços e fadiga tanto dos corpos musculares como das suas inserções (entesites).

O primeiro grupo de queixas (sequelas de fraturas e luxações) é frequente nas perícias de acidentes típicos, sejam eles do trabalho, de trânsito ou no esporte, pois, assim como o punho, o cotovelo serve de anteparo para as quedas e golpes, havendo a possibilidade de fraturas de olécrano por traumas diretos que, se deixarem mínimas incongruências nas superfícies articulares, irão predispor à artrose pós-traumática, dolorosa e causadora de restrições de movimento.

Outra fratura frequente nessa região é a da cabeça do rádio, muitas vezes cominutiva (com vários fragmentos), causada por mecanismo indireto de queda sobre o punho, necessitando de cirurgia, e capaz de causar desarranjos articulares na região do punho, por desequilíbrio ósseo a distância.

Em seguida, temos as verdadeiras luxações do cotovelo, também por mecanismo de maior energia, de queda sobre o punho, causando deslocamento da ulna (olécrano) para traz ou para os lados, havendo, portanto, grandes lesões ligamentares associadas e com a possibilidade de haver sequelas de instabilidade pós-traumática.

Mesmo que essa luxação seja diagnosticada e reduzida de modo adequado, haverá, inexoravelmente, algum grau de rigidez articular, tanto da flexão e da extensão como da pronação e da supinação, limitações essas causadas pelas cicatrizações ligamentares e capsulares, trazendo algum grau de incapacidade articular e funcional.

Alerto para o fato de que, assim como foi visto em relação aoo ombro, que, para as atividades normais da vida diária não necessita da total e anatômica amplitude de movimentos, também no caso do cotovelo, pode haver moderadas limitações dessa movimentação, sem que se caracterize incapacidade funcional importante.

A pronossupinação normal de 180° (90°+ 90°) pode ser eficaz em 45° + 45° e a flexão-extensão, normal de 0° a 150°, também será suficiente entre 30° e 130°, conseguindo-se, assim, manipular objetos, ferramentas e aproximar o membro ao corpo, principalmente à boca.

Portanto, na avaliação pericial de uma limitação de movimento, o médico perito não deve transformar graus angulares em porcentagens, mas sim pensar na real funcionalidade residual, considerando a idade, a dominância, a destreza, a demanda de força e a presença de dor.

O segundo grupo de queixas periciais é aquele relacionado a problemas dos nervos da região, sejam desde as suas formações por meio do plexo braquial, ocasionando importantes diagnósticos diferenciais, sejam pelas compressões nos trajetos ou neurites de variadas etiologias.

As radiculites cervicais, originárias de hérnias discais compressivas ou de processos inflamatórios, as artroses das articulações intervertebrais, as mielites, as compressões nervosas no desfiladeiro torácico e as sequelas de traumas por estiramento de plexo podem originar sinais e sintomas desde o ombro até o cotovelo, necessitando atenção do examinador para apurados diagnósticos diferenciais. Serão estudadas em um próximo volume.

A compressão do nervo ulnar na goteira, canal ou túnel ulnar (cubital) na região do epicôndilo medial é a segunda queixa mais frequente dos membros superiores, ficando atrás apenas da síndrome do túnel do carpo, como veremos adiante.

Já a compressão do nervo radial entre os septos musculares do canal ou túnel radial é bem menos frequente, tanto na clínica assistencial como na pericial.

O terceiro grupo de queixas da região do cotovelo é aquele que envolve os grupos musculares, as suas inserções nos ossos (ênteses) e os seus prolongamentos tendinosos e fáscias dos músculos que atuam na flexão, na extensão, na supinação e na pronação do punho e movimentação dos dedos, estudados em detalhe a seguir.

Na avaliação pericial dos sintomas ou das queixas referidas, o médico perito deve dar atenção a fatores não anatômicos ou não localizados dessas queixas, os quais podem influenciar positiva ou negativamente na conclusão, como enfatizou Bot (2013), considerando fatores sociodemográficos, psicossociais e atividades físicas do trabalho e lazer, características e verossimilhança das queixas, comorbidades e saúde geral.

2.5. A ANAMNESE E O EXAME FÍSICO PERICIAL NAS AFECÇÕES DO COTOVELO

Quanto às perguntas da anamnese:

Assim como afirmado no capítulo sobre a anamnese nas afecções do ombro, também a arte de perguntar é primordial nas afecções do cotovelo.

A primeira pergunta será sempre: "Qual é o seuproblema de saúde que o traz à perícia?", e não: "Você tem dor no cotovelo?", para depois se seguirem aquelas perguntas:

- Quando começou?
- Como começou?

- Por que começou?
- Teve outras crises?
- Quais os exames que foram feitos e quais os resultados?
- O que foi feito de tratamento? Qual foi a evolução?
- Em que trabalhava no início dos sintomas?
- Como trabalhava (cargas, repetições, esforços, posturas, preensão, flexão, extensão, pronação, supinação, ferramentas, pausas, rodízios)?
- O que sente hoje? (se for dor, descrever as características, apontar local, duração, relação com movimentos e posturas, qualidade do sono)
- Qual tratamento está fazendo?
- Tem outras doenças?
- Quais tarefas do trabalho (não) consegue fazer? Por quê?
- O que consegue fazer em sua casa (AVD, lazer, esportes, academia, moto)?

Essas são perguntas básicas que servirão para orientar o exame físico e a avaliação dos exames de imagem, podendo ser continuadas, repetidas de outra forma, durante toda a perícia.

Quanto ao exame físico do cotovelo:

É bom relembrar que um exame clínico pericial não é um exame clínico assistencial.

Na inspeção visual (não esquecer do *visum et repertum*), mesmo estando o cotovelo frequentemente descoberto das vestes, ao se fazer o exame físico, deve realizá-lo sem camisa ou blusa, para ser possível visualizar o pescoço e o ombro, devendo ser observada a simetria direita e a esquerda, os contornos, as cicatrizes, as atrofias, os desvios angulares, o trofismo muscular, os resquícios de tintas, as graxas ou sujidades, a postura espontânea e o desempenho livre durante toda a perícia, principalmente ao se desvestir e se vestir, e nos momentos de pouca atenção e descontração, continuando durante a aplicação e nos intervalos de testes ou manobras.

Assim como o exame físico de outras articulações, deve ser inicialmente executado como se houvesse normalidade funcional de toda a região, não se realizando direta e inicialmente a compressão (palpação intempestiva) do epicôndilo ou de algum ponto-gatilho, mesmo na suspeita de uma epicondilite ou fibromialgia, pois, além de agressivo para os casos verdadeiros, pode ser enganoso para as simulações.

Mesmo tendo as dores como principal queixa, o médico perito deverá testar a estabilidade ligamentar de todas as juntas e a amplitude de movimento, comparando-a com o lado sadio ou com os índices de seu próprio corpo.

Para tanto, devem-se fazer as manobras de esforço em valgo e em varo do cotovelo, em extensão com os movimentos de pistonagem entre a tróclea, o olécrano e a cabeça do rádio, medindo-se (em graus, com goniômetro) a amplitude de movimentos de extensão total e de flexão máxima do cotovelo, sendo que a supinação/pronação deverá ser obrigatoriamente feita com flexão de 90° do cotovelo junto ao corpo, observando-se a angulação por meio da posição da palma da mão.

Nesse momento, deve-se aproveitar para a verificação dos movimentos dos dedos e dos indícios de atividades laborativas palmares.

Mais uma vez faço o alerta de que essas medidas não devem transformar graus angulares em porcentagens de incapacidade ou dano corporal, devendo o médico perito importar-se com a mobilidade funcional da articulação do cotovelo, que não deverá apresentar dores, bloqueios, fraquezas, deformidades, e não somente a perda de amplitude de movimentos.

Após a observação da movimentação livre, repetem-se tais movimentos sob resistência do examinador (gesto de cumprimento simultâneo de ambas as mãos), obtendo-se, assim, informações sobre a força muscular intencionalmente demonstrada pelo indivíduo e eventuais discrepâncias.

Em indivíduos normais os testes simples de medida de força muscular devem ser simetricamente muito parecidos entre o membro dominante e o não dominante, constituindo-se em um mito repassado por gerações a pretensa diferença entre canhotos e destros.

Não sou favorável à mensuração da força muscular com o uso de aparelhos do tipo dinamômetros, pois, além de custosos, são dependentes de múltiplas intenções e aprendizados que poderão tumultuar os resultados.

A palpação da goteira do nervo ulnar, a percussão do nervo (com martelinho) e a pesquisa dos reflexos bicipital e tricipital poderão fornecer informações neurológicas, principalmente nos casos de hanseníase.

2.6. EPICONDILITE LATERAL DO COTOVELO

A epicondilite lateral do cotovelo pode ser definida clinicamente como a presença de dor e hipersensibilidade na região lateral do cotovelo, piorando com a solicitação muscular dos extensores do punho e dos dedos, com ausência de dores em outras estruturas anatômicas próximas (ombros ou punhos).

É uma condição causadora de dores decorrentes de uma entesite da região extensora comum, origem dos músculos extensor radial curto e extensor radial longo do carpo e do extensor comum dos dedos, sendo o primeiro o mais afetado.

Apresento, a seguir, breves esclarecimentos anatômicos e funcionais sobre a região do epicôndilo lateral.

As áreas de contato e ligação entre o osso e o tendão são chamadasênteses, sendo passíveis de processos inflamatórios, irritativos ou microtraumáticos frequentes, causando dores, espasmos musculares e até rupturas. Esses sintomas facilmente se transformam em queixas periciais, com todas as consequências nossas conhecidas.

O músculo extensor comum dos dedos, o extensor radial longo e o extensor radial curto do carpo se originam da região do epicôndilo lateral do cotovelo de forma pouco individualizada (origem extensora comum), em área não superior a dois centímetros quadrados, em posição imediatamente acima e atrás da cabeça do rádio, servindo esta como referencial ósseo da anatomia de superfície orientadora da palpação.

Contendo essa cabeça, existe o ligamento anular e, estabilizando lateralmente o cotovelo, há o ligamento colateral lateral.

É importante lembrar que a musculatura extensora é sempre acionada como fixadora do punho para o bom desempenho dos dedos.

O termo "cotovelo de tenista"

Essa afecção relacionada à prática de "lawn tennis" foi inicialmente descrita por Henry Morris em 1882, no Lancet, com boa precisão de causa e sintomas.

Apesar de comumente aceita no meio médico e entre leigos, tal denominação não se sustenta, pois, mesmo entre tenistas, sua frequência é apenas levemente superior à da população geral, existindo mais como um erro de treinamento e empunhadura do que como causa e efeito.

O médico perito deve evitar o termo "cotovelo de tenista" por expressar apenas sintomas dolorosos na região lateral do cotovelo, pois pode erradamente englobar outras afecções citadas nos diagnósticos diferenciais (MACKAY, 2003).

Aqueles bem treinados, sejam esportistas ou trabalhadores, só sofrerão esse desconforto se houver mudanças importantes nas rotinas de treinamento ou alterações de tarefas e cargas, com pouco tempo de recuperação, pois é de se esperar que seus tendões e ênteses estejam também adaptados e treinados.

Vale lembrar que, assim como os músculos, os tendões, quando submetidos a esforços dentro de sua capacidade de resistência, vão se desenvolver ou mesmo hipertrofiar, e não, como erradamente se supõe, apresentar degeneração ou rupturas precoces.

As explicações anatomopatológicas do que ocorre na intimidade dessa região do cotovelo são extremamente variadas ou mesmo conflitantes, tendo Cyriax, em 1936, listado 26 diferentes causas, citadas por Kay (2003).

Nirschl (2006) refere-se a esse quadro clínico não como um processo inflamatório ("tendinite"), mas sim degenerativo ("tendinose angiofibroblástica") causado por microrrupturas tendinosas que sofrem um processo imperfeito de cicatrização, agravado por deficiente vascularização.

Essa característica isquêmica localizada ressalta o interesse pericial nos fumantes, nos diabéticos e nos idosos em geral e apresenta importância clínica, seja preventiva da cronificação, seja de tratamento, pois assim fica evidente que, quando precocemente detectada e tratada com eliminação do fator causal de sobrecarga, restabelecendo-se as condições de flexibilidade e força muscular, a afecção tem grande possibilidade de cura integral em 95% dos casos em alguns meses.

Epidemiologia:

A população típica portadora dessa afecção é aquela de pessoas de meia idade, entre 40 e 50 anos, sedentárias e que inadvertidamente se submetem a esforços de carregar bagagem, fazer jardinagem, cuidar de crianças pequenas, lavar roupas e frequentar academias (SHIRI, 2006; ORCHARD, 2011).

A epicondilite lateral incidirá em 1% a 3% dos indivíduos durante toda a vida e existe em iguais proporções entre homens e mulheres, pois ambos se submetem a esforços manuais, sejam no trabalho externo ou nas tarefas domésticas.

A minha experiência pericial concorda com a frequência mundial das epicondilites, que varia de 0,7% a 4,0% da população geral e de 1,3% a 12,2% nos trabalhadores braçais, conforme estudos de Shiri (2011) e Van Rijn (2009).

Quanto à relação de frequência entre a epicondilite lateral e a epicondilite medial, minha experiência pericial é mais próxima do índice 10:1, com o dobro de frequência em mulheres para as mediais.

Já em relação ao gênero masculino ou feminino, a frequência da epicondilite lateral é semelhante nos indivíduos empregados, porém, com maior incidência nas mulheres de uma população geral.

Assim, devem-se considerar nas perícias as atividades da dupla jornada de trabalho (empresa e domicílio) como desencadeante dos sintomas.

Alguns autores afirmam que existe leve maior incidência no cotovelo do membro dominante, porém, esse fato é contestado pela observação de que o lado não dominante é frequentemente usado como segurador ou fixador de uma peça, de forma estática e contínua, para que o lado dominante aplique a ferramenta de trabalho (CARTER, 1925).

Os casos decorrentes de traumas diretos (contusões) da região do epicôndilo lateral são raros e pressupõem lesão ligamentar não adequadamente tratada ou mesmo uma periostite traumática temporária.

Quanto aos fatores individuais que possam influenciar o aparecimento da epicondilite lateral, temos o tabagismo, a diabetes e o sobrepeso nas mulheres (SHIRI, 2006).

A relação com o trabalho:

Herquelot (2013), examinando 3700 trabalhadores, encontrou 10% de queixas de dores na região dos cotovelos nos últimos 12 meses, e, desses, apenas 2,5% apresentavam epicondilite lateral, sem diferença entre sexos, com grande correlação com a idade, sendo 4 vezes mais frequente nos indivíduos acima de 50 anos do que nos abaixo de 30 anos, evidenciando características degenerativas e cumulativas próprias da idade.

Também a associação de epicondilite lateral com síndrome dos rotadores do ombro e síndrome do canal do carpo foi observada em 44% dos casos.

Ergonomicamente, a principal associação observada foi de movimentos combinados de flexão/extensão de cotovelo e punho com esforços ou sobrecarga nas mãos(preensão com os dedos), e não propriamente com movimentos repetitivos isolados, porém sem esforços.

Não houve relação com atividades de digitação ou com exposição a vibrações (SHIRI, 2006).

A eventual associação com exposição a vibrações é explicada não pelas vibrações em si, mas pela necessidade de maior preensão manual para a estabilização da peça ou do equipamento.

Os fatores biopsicossociais tiveram moderada importância (satisfação no trabalho, pressões de produção, tarefas monótonas), segundo Walker-Bone (2012).

A revisão da literatura feita por Palmer (2006) mostrou que as evidências de relação entre tarefas específicas ou tipos de empregos e a epicondilite lateral são escassas, podendo-se apenas estabelecer alguma relação de causalidade se essas atividades envolverem, de forma associada e cumulativa, a repetitividade inferior a 30 segundos, o uso de força contínua e as posturas anormais de punhos e dedos, elevando assim a possibilidade de ocorrência acima de 50% ou risco relativo acima de 2. Em tempo, risco relativo igual a 1 corresponde a fator indiferente; acima de 1, fator de possibilidade e acima de 2, fator de certeza.

Os chamados fatores biopsicossociais englobam a real presença do sintoma ou da queixa, a forma de expressar tal queixa, muitas vezes exagerada, a relação alegada ou suposta de causa e efeito, a forma de ter procurado tratamento, as consequências pessoais e familiares decorrentes da queixa, incluindo afastamentos do trabalho, medo de agravamentos, informações leigas, pressões de produtividade, vieses políticos e judiciais, possibilidade de impunidade por eventual simulação (BURTON, 2009).

Alerto para o fato de que o médico perito não precisa enveredar para os lados da medicina alternativa, das correntes antroposóficas, freudianas ou dogmáticas para dar o mínimo de atenção aos fatores biopsicossociais das doenças e das queixas periciais.

O fator trabalho pode ser relevante, doloroso ou difícil, independentemente da origem da doença e, mesmo que esteja relacionado à expressão dos sintomas, isso não significa que seja a causa básica da afecção, ou mesmo a sua concausa.

Não conseguir trabalhar por causa de uma dor no ombro pode representar a mesma consequência incapacitante de se ter uma gripe ou uma disenteria, portanto, não estar diretamente relacionada à função ou tarefa.

Portanto, os chamados "fatores de risco", mostrados nas avaliações ergonômicas, no Perfil Profissiográfico Previdenciário (PPP) ou nas Normas Regulamentadoras (NR), são insuficientes para *isoladamente* nortear uma decisão pericial.

Como afirmou Kay (2003) em seu artigo "Litigants' Epicondylitis":

> O único fator comum a esse conjunto de indivíduos e diferente de todas as outras séries é o litígio. É difícil se escapar da conclusão de que a litigiosidade afeta fortemente a percepção da dor e da incapacidade do paciente com "tennis elbow".

As revisões da literatura mostram grande confusão no uso de termos, tais como "transtornos relacionados ao trabalho"; "transtornos musculoesqueléticos ocupacionais"; "transtornos por traumas cumulativos"; "lesões por esforços repetitivos"; "estresse físico ocupacional"; "posturas não ergonômicas", misturando de forma aleatória e pouco científica sintomas, sinais e causas, em um enganoso raciocínio de causa/efeito/consequência, desprezando a sequência lógica dos postulados de Bradford Hill, transcritos no início deste capítulo e que deveriam estar gravados na soleira do consultório pericial ou no travesseiro do médico perito.

O quadro clínico:

A queixa típica da epicondilite lateral é de dor em agulhada na região lateral do cotovelo, acima e posterior à cabeça do rádio, podendo se estender por alguns centímetros ao longo da massa muscular do antebraço, principalmente quando solicitado o movimento de pega com os dedos, extensão do punho em pronação, com o cotovelo estendido.

Essa dor raramente tem início súbito ou associado a evento agudo, mas se instala de modo progressivo, desde que mantidas as condições de esforço, podendo se tornar contínua e persistir durante o repouso ou à noite, sendo facilmente reativada por solicitações de movimentos simples, sem pesos expressivos e permanecer latejante ou em queimação, podendo ocasionar a queda de objetos da mão pela agulhada súbita (WHALEY, 2004; VAN HOFWEGEN, 2010).

A irradiação da dor para a massa muscular dorsal do antebraço pode ser acompanhada de espasmo ou de pequenas fasciculações.

O movimento desencadeante muitas vezes referido pelo indivíduo é aquele que também serve como principal teste funcional, ou seja, solicitar que se levante uma cadeira pelo encosto, com o braço estendido (exercício excêntrico) e, desse modo, ele sentirá dor bem localizada.

A classificação de Nirschl (2003) mostra 7 níveis de intensidade da dor nos casos de epicondilite lateral e serve para o médico perito poder quantificar na anamnese a gravidade referida pelo indivíduo examinado:

1. Leve dor após exercício, durando menos de 24 horas.
2. Dor moderada após exercício, durando mais de 48 horas e se resolvendo com o aquecimento corporal.
3. Dor durante o exercício, porém sem alterar as habilidades de praticá-lo.
4. Dor durante o exercício, causando dificuldade em executá-lo.
5. Dor causada por atividades pesadas do dia a dia.
6. Dor causada por atividades leves do dia a dia e acompanhada de dores intermitentes que não chegam a perturbar o sono.
7. Dor constante e em repouso, que chega a perturbar o sono.

Na inspeção é muito rara a presença de aumento de volume, rubor ou calor, devendo mesmo tais sinais serem considerados como artefatos decorrentes de tratamentos ou factícios (CARTER, 1925).

A amplitude de movimentos pode apresentar leve limitação de extensão e pronação combinadas, sem limitação de flexão ou de supinação. Se for exibida limitação evidente dessa amplitude de movimentos, deve ser suspeitada alteração articular concomitante ou simulação.

Os testes clássicos, chamados provocativos:

Serão positivos ao se solicitar a extensão do punho e/ou dos dedos sob resistência ou a sua flexão forçada, evidenciando tração naquele ponto da êntese inflamada ou dolorosa, principalmente se o cotovelo estiver em extensão, já que nessa posição ambos os tendões do extensor longo e do extensor curto radial do carpo estarão mais tensos (FARO, 2007).

O teste de Mills: classicamente, esse teste é descrito como uma manobra que se inicia com o cotovelo, o punho e os dedos flexionados ("dedos tocando o ombro"), não devendo haver queixa de dor e passando então à extensão completa do cotovelo e pronação concomitante do punho, porém, com o examinador mantendo o punho e os dedos flexionados e o indivíduo acusando dor no epicôndilo lateral ao final da extensão, tendo o examinador o cuidado de não pressionar ou palpar o epicôndilo.

O teste de Cozen é descrito como: o indivíduo sentado, com o cotovelo fletido a 90°, o punho fechado, em pronação, tentando fazer a extensão sob resistência do examinador, ocorrendo então dor na região do epicôndilo lateral, tendo o examinador o cuidado de não pressionar ou palpar o epicôndilo.

O teste de Maudsley é semelhante ao teste de Cozen, realizando-se, entretanto, apenas a resistência sobre o dedo médio, como descrito abaixo.

Como manobra não convencional equivalente, costumo solicitar ao indivíduo que, com o cotovelo flexionado em 90° à frente do corpo e punho em pronação, "mostre-me a força de extensão dos dedos", fazendo resistência sobre a unha de cada dedo em separado, assim tirando a atenção da região do cotovelo. O teste será positivo se houver dor à distância (no cotovelo) ao se resistir à extensão, principalmente do terceiro dedo.

Da mesma forma dissimulada, o teste de se erguer uma cadeira pelo encosto, segurando-a com pinça de 3 dedos descrito acima, pode ser aplicado sem a influência das intencionalidades comuns nas perícias.

Outra manobra camuflada é a de solicitar que o indivíduo segure o balão inflável do esfigmomanômetro e que não o deixe inflar acima de tal ou qual medida fazendo-o, com isso, exercer esforço de preensão de dedos até o limite de acusar dor no epicôndilo, sem, porém, ser avisado previamente. Tal manobra poderá ser sensibilizada, estando o cotovelo em flexão e se passando à extensão completa.

Como contraprova de simulação, é possível solicitar ao indivíduo que apoie ambas as mãos na parede, inclinando o corpo adiante e mantendo os cotovelos semiflexionados, pois, apesar do esforço do tríceps, não deverá apresentar dor no epicôndilo, por não haver solicitação dos extensores do punho.

Quanto aos exames de imagem:

Essa afecção da êntese do epicôndilo medial é de diagnóstico eminentemente clínico (padrão ouro), não havendo o porquê de serem solicitados exames de imagem de rotina pericial, salvo se houver história ou achado de exame físico que dê indícios de traumas antigos ou deformidades ósseas de desenvolvimento.

Cabe aqui o alerta sobre a "positividade" dos exames de imagem, principalmente a ultrassonografia e mais recentemente a ressonância magnética.

Da mesma maneira que o indivíduo em sua queixa pericial procura comprovar seus sintomas com documentos médicos válidos, o médico perito pode recorrer a esses exames a fim de confirmar seu diagnóstico clínico e nunca para se escorar em afirmações de outrem.

A presença eventual de calcificação ou de osteófitos na região do epicôndilo, mais do que gravidade e incapacidade funcional, está ligada a possível tofo úrico ou sequela de microfraturas, sendo com grande frequência encontrada em cotovelos assintomáticos (POMERANCE, 2002).

A *radiografia do cotovelo* nos casos de epicondilite tem pouca utilidade e poderá mostrar 16% de alterações ósseas sem relação com o quadro clínico, sendo que 7% serão calcificações peritendinosas, fortemente relacionadas a infiltrações prévias com corticoides que, sabidamente, causam esses depósitos de cálcio. Apenas 1% dessas alterações radiográficas modificará o diagnóstico ou o tratamento (POMERANCE, 2002).

Quanto à *ultrassonografia*, esta deve ser adequadamente valorizada, dando-se os devidos descontos pela dependência às qualidades do médico ultrassonografista, pela exatidão de termos descritivos, pela bilateralidade comparativa do exame e pela cronologia das lesões relacionadas à evolução das queixas (líquido peritendinoso na fase aguda?), lembrando sempre que imagens não mostram sintomas ou incapacidades.

Um lembrete óbvio: o termo ultrassonográfico "peritendinite dos extensores do punho", nada tem a ver com o próprio punho, que terá exame clínico normal, mas sim com o cotovelo, origem desses tendões.

Levin (2005), comparando os achados ultrassonográficos de indivíduos sintomáticos, clinicamente portadores de epicondilite lateral e indivíduos assintomáticos de grupo controle, comprovou sensibilidade de 80% (mostrou alguma alteração) e especificidade de apenas 42% (mostrou compatibilidade entre sintomas e imagens), o que causa preocupação na interpretação de tais exames. Também constatou como achados frequentes as calcificações, o espessamento tendinoso, as áreas hipoecoicas e a heterogeneidade difusa, porém, não dando importância às rupturas intrassubstanciais e à coleção líquida peritendinosa.

A ultrassonografia do cotovelo pela sua simplicidade, não sendo invasiva, dinâmica, de boa visualização de estruturas superficiais, de baixo custo e fácil acesso, foi adquirindo um *status* pericial que deve ser reavaliado, pois em fundamental artigo de Poltawski (2010), no *Journal of Clinical Ultrassound*, esse autor, ele mesmo um ultrassonografista, lembra que existem discrepâncias de terminologia, de parâmetros de normalidade, de técnica de posicionamento do transdutor, de subjetividade do examinador e da precariedade de reprodução das imagens para serem avaliadas por outros.

Em suas conclusões, esse autor Poltawski afirma:

> Até que estas deficiências sejam corrigidas, o inteiro potencial da ultrassonografia em avaliar e seguir o cotovelo do tenista, restará ilusório.

Quanto à *ressonância magnética*, há de se diferenciarem os achados típicos da fase aguda daqueles da fase crônica, já que nas perícias são trazidos exames antigos e recentes, devendo o perito usar de critério para dar a devida correlação temporal entre o alegado início dos sintomas e as datas dos exames, ou ainda com a persistência de esforços durante alegado período de repouso.

Assim é que o edema de toda a região extensora comum está presente na totalidade dos casos recentes ou ativos, vindo a diminuir ou a desaparecer com o repouso ou com a cronicidade, quando então predominará o espessamento tendinoso e aparecerão pequenas rupturas e mais raramente as rupturas completas.

O termo ruptura (*tear*), usado com frequência, deve ser interpretado com cuidado, pois pode passara ideia de uma lesão traumática, passível de correção cirúrgica, quando, de fato, trata-se de fase do processo degenerativo crônico (VAN KOLLENBURG, 2009).

Como fator de confusão das imagens, deve-se dar atenção aos tratamentos já realizados, pois é sabido que as infiltrações com corticoides e as aplicações de diatermia podem causar alterações teciduais e de imagem, além de haver a possibilidade de presença de edema em cotovelos assintomáticos em até 35% dos casos (MACKAY, 2003).

Walton (2011) observou que não há correlação entre o grau de separação ou ruptura tendinosa e o quadro clínico, havendo mesmo uma relação inversa, com redução dos sintomas nas rupturas maiores, afirmando que "Existe evidência de que o papel da ressonância magnética não é o de confirmar o diagnóstico que deve ser feito pelo padrão ouro do exame clínico, sendo a ressonância apenas parte dessa avaliação".

Os diagnósticos diferenciais:

Como diagnósticos diferenciais da epicondilite lateral devem ser citadas e pesquisadas as lesões crônicas pós-traumáticas do ligamento colateral lateral; a plica sinovial da articulação da cabeça do rádio; a síndrome do túnel do nervo radial; as lesões intrarticulares, principalmente cartilaginosas; fraturas ocultas de estresse ou de impacção; artrites, bursites e sinovites traumáticas ou inflamatórias de causa sistêmica,podendo coexistirem tais afecções com a epicondilite base, porém, com evolução, exame clínico e imagens diferentes, ainda que trazendo alguma dificuldade em distingui-los (FARO, 2007; KOTNIS, 2012).

Os possíveis tratamentos:

Como informação adicional, servindo para nortear o médico perito na avaliação das intenções de cura da epicondilite por parte do indivíduo examinado, as revisões da literatura sobre os vários tratamentos (mais de 40 tipos diferentes) mostram que não há evidências de vantagem de um método sobre outro, entre os quais citamos os mais frequentes e alguns bizarros: aplicações de ondas de choque; ultrassom; TENS; acupuntura; iontoforese; LASER; sanguessugas; massagens; manipulações; exercícios de alongamentos; infiltrações com toxina botulínica, corticoide, ácido hialurônico, anestésico, sangue autólogo, plasma rico em plaquetas, células-tronco, capsaicina, anti-inflamatórios não hormonais; proloterapia, "moxa"; cirurgias de denervação local; epicondilectomia, liberação tendinosa percutânea; liberação artroscópica e órteses diversas.

Portanto, o indivíduo que apresentar uma variedade de tratamentos não necessariamente apresenta um quadro grave e incurável, mas possivelmente a perpetuação das causas, a falta de aderência ou mesmo um diagnóstico errado de epicondilite.

Em apoio a essa benignidade de evolução da epicondilite lateral, SMIDT (2002), observando o resultado comparativo de tratamentos com 3 infiltrações de corticoide, 9 sessões de fisioterapia ou apenas analgésicos simples, se necessário, após 1 ano de evolução, constatou que aqueles submetidos a infiltrações apresentaram 69% de sucesso; os do grupo de fisioterapia tiveram 91% de sucesso, e aqueles que não receberam nenhum tratamento específico apresentaram 83% de sucesso. O autor conclui que, considerando os custos diretos e indiretos do tratamento fisioterápico e os riscos das infiltrações, ainda a simples orientação dos pacientes é a melhor conduta.

Já Kay (2003) faz interessante observação ("Litigants' epicondylitis") quanto à frequência das indicações cirúrgicas que, mesmo em apenas 10% dos casos, tinham eficácia de 90% até o advento das reclamações trabalhistas na década de 70, fato hoje totalmente diverso, além de alertar que os resultados de quaisquer tratamentos nos indivíduos envolvidos em litigiosidade serão sempre piores do que na população geral.

Talvez a conduta mais usada sem indicação médica e nem por isso menos eficiente seja a"wait and see", ou seja, nada fazer e apenas esperar o tempo passar, com grande porcentual de sucesso.

De importância pericial é a conclusão de que ainda não existe consenso sobre quais medidas ergonômicas específicas são válidas, tanto na prevenção como coadjuvantes do tratamento das epicondilites, pois, sendo de origem multifatorial, não será uma medida única ou isolada que mudará o curso da doença ou garantirá que o retorno ao trabalho em tarefas diversas das anteriores evite a recidiva.

Da mesma forma, não cabe o jargão de "incurabilidade" ou de incapacidade permanente, pois fatores adaptativos teciduais, processos cicatriciais bem desenvolvidos, mudanças e melhorias de destreza manual e de enfrentamento laborativo por certo evitarão o aumento da legião de pseudoinválidos por esse diagnóstico.

2.7. EPICONDILITE MEDIAL DO COTOVELO

A epicondilite medial se caracteriza por dor espontânea ou provocada na origem do pronador redondo e do flexor radial do carpo, a 1,5 centímetro à frente do epicôndilo medial, podendo se estender para mais alguns centímetros em direção à borda radial do antebraço, porém sem se irradiar para a face anterior. Caso essa irradiação seja referida, pode estar ocorrendo a presença de alguma compressão de nervo sensitivo, uma ruptura muscular ou simulação.

Existe total preponderância da epicondilite lateral sobre a medial na relação de 10:1 para Cicotti (2003), de 4:1 para Shiri (2006) e de 3,7:1 para Wolf (2010).

Minha prática profissional está mais próxima do índice 10:1 entre a lateral e a medial, com o dobro de frequência em mulheres.

O nome "cotovelo do golfista" mostra os mesmos erros de denominação de "cotovelo do tenista", não merecendo maiores comentários.

A fisiopatologia da epicondilite em nada difere da epicondilite lateral, mas apenas muda o local da êntese muscular afetada, geralmente do músculo flexor radial do carpo e do pronador redondo; por consequência, o quadro clínico e os testes provocativos agora serão do lado medial do cotovelo.

A dor será desencadeada por movimentos ou esforços de flexão e pronação do cotovelo e do punho associados, tais como se observa ao se fazer o lançamento de uma pedra à altura da cabeça.

Em exemplo extremo, os levantadores de peso, ao trazer a barra para a frente do tórax, ficam evidentemente expostos.

Como exemplo ocupacional desse risco, temos os montadores de peças com uso de ferramentas pesadas que necessitem de aplicação de torção de punho e preensão manual. Segundo Shiri (2011), não se pode afirmar nexo causal ocupacional apenas pelo rótulo da tarefa ou profissão, mas sim analisar especificamente aquele trabalhador durante seu ciclo ou sua função, com especial atenção à destreza ou à forma de trabalhar de cada indivíduo naquela tarefa.

Os diagnósticos diferenciais principais da epicondilite medial são a neurite ulnar ou do túnel cubital, a lesão do ligamento colateral ulnar e as rupturas ou distensões dos ventres dos músculos flexores/pronadores do punho. Também as sequelas de fraturas do epicôndilo medial, mais frequentes na infância, podem predispor à epicondilite.

Segundo Grabel (2000), em 50% das epicondilites mediais, existe associação com neurite ulnar, o que dificulta o diagnóstico e agrava o prognóstico. Portanto, o médico perito deve estar atento a essa associação e a seus sintomas neurológicos, como será visto adiante.

O quadro clínico do exame físico é de dor no epicôndilo medial e início da massa muscular à pronação e/ou flexão sob resistência do examinador ao "cumprimentar" o indivíduo, com o cotovelo em flexão de 90°.

Em seguida, segurando-se o braço do indivíduo com uma das mãos, à altura do bíceps, testa-se a estabilidade do cotovelo em estresse de valgo e de varo, com o punho em supinação, sem ainda se palpar o epicôndilo. É possível que a manobra em valgo ocasione dor, porém esta poderá ocorrer também em função da lesão do ligamento colateral medial ou mesmo de uma neurite ulnar.

Evidentemente, a palpação "en passant" de todo o cotovelo, despretensiosa e sem aviso-prévio, porém, do epicôndilo medial de forma firme, não agressiva, anatomicamente bem localizada e se estendendo para o ventre muscular e retornando ao epicôndilo deverá dar informações precisas sobre a verdadeira sensibilidade local.

Não se deve confundir o epicôndilo com a goteira do nervo ulnar e nem provocar o sinal de Tinel por manobra intempestiva, pois, como já dito, em 50% dos casos, pode estar associada essa neuropatia (GRABEL, 2000).

A investigação pelos exames de imagem ou eletroneuromiográficos segue as mesmas normas de bom-senso da epicondilite lateral, descritas acima.

Da mesma maneira, são controversas as indicações para tratamentos cirúrgicos (transposições, tenotomias parciais, liberações de fáscias) e os resultados deles.

2.8. COMPRESSÕES DOS NERVOS NA REGIÃO DO COTOVELO

As compressões não traumáticas dos nervos mediano, ulnar e radial, na região do cotovelo podem se manifestar por meio de sintomas motores e/ou sensitivos.

A síndrome da goteira ulnar ou cubital é a mais frequente e bem estudada. Já as compressões do nervo radial ou do mediano são mais raras e não serão objeto de nosso estudo (síndrome do interósseo anterior, do interósseo posterior, a síndrome do pronador e a síndrome do túnel radial), estando muito bem descritas no trabalho de Macdermit (2008).

2.9. NEURITE DO ULNAR NO COTOVELO

As síndromes compressivas do nervo ulnar (*C7, C8, T1*) são as segundas mais frequentes nos membros superiores, só perdendo para a síndrome do túnel do carpo, mas, mesmo assim, aproximadamente 20 vezes menos frequentes, segundo minha experiência.

Nada impede, porém, a ocorrência de simultaneidade dessa e de outras neurites. Elas podem ocorrer nos níveis: na arcada de Struthers (septo intermuscular posteromedial do braço a aproximadamente 10 centímetros acima do epicôndilo medial); no epicôndilo medial (goteira, túnel ulnar ou cubital) e no canal de Guyon, na região medial do punho.

O território sensorial servido pelo nervo ulnar abrange a região medial do cotovelo e prossegue pela borda ulnar do antebraço até o 4º e 5º dedos.

A síndrome do túnel ou goteira ulnar, na região medial do cotovelo, é de importância pericial pela sua frequência e pelas suas relações ocupacionais.

As características anatômicas dessa estreita passagem osteofibrosa, a sua localização superficial e a grande amplitude de movimentos locais fazem a vulnerabilidade desse nervo, pois ele poderá ser tracionado, atritado e isquemiado cronicamente, levando à degeneração valeriana.

As principais queixas são referentes a formigamentos (não dor) no 4º e 5º dedos da mão e fraqueza nas tarefas de abotoar, abrir tampas e segurar objetos mais pesados que necessitem de força desses dedos, geralmente em 40% das vezes acompanhando-se de atrofias de interósseos e início de dedos em garra ulnar ou "mão de benzedor".

No exame físico, será feita a palpação do trajeto do nervo ulnar desde a axila, que poderá estar espessado por hanseníase (importante diagnóstico diferencial no Brasil), devendo ser pesquisado o sinal de Tinel (percussão com martelinho) de nervo na região acima e abaixo da goteira ulnar e realizado o teste da flexão forçada do cotovelo com o punho em posição neutra. Será positivo se após 1 minuto surgirem sintomas sensitivos no território ulnar, não se devendo alertar o examinando, mas apenas inquirindo-o sobre alguma alteração no membro superior.

O sinal de Froment mostra a incapacidade de se fazer a pinça entre o polegar e o indicador, a qual permite segurar firmemente uma folha de papel, por paresia do adutor do polegar inervado pelo ulnar.

Outros sinais mais específicos e para casos mais graves são os sinais de Duchene, Massé-Wartenberg, detalhados em livros de semiologia neurológica.

As hipóteses das causas principais dessa afecção se baseiam nos movimentos de pronossupinação e/ou de flexoextensão do cotovelo frequentes (a cada 10 segundos aproximadamente), mesmo sem grandes esforços, em especial com flexões acima de 90°. Em 15% da população, é possível que haja sinais de subluxação não traumática constitucional do nervo ulnar na goteira, podendo essa instabilidade levar à neurite traumática pelo aumento do atrito.

Algumas posturas que favoreçam microtraumas nessa região do cotovelo e a possibilidade de cistos sinoviais, espículas ósseas e acidentes anteriores devem ser investigadas como possíveis fatores de risco ou causais. Não se esquecer das neurites hansenianas ainda comuns em habitantes de certas áreas do Brasil, as neurites alcoólicas frequentes e não declaradas e as outras tantas dezenas de neurites possíveis.

O nexo ocupacional parece evidente se comprovados tais movimentos e a avaliação ergonômica preventiva pelo médico do trabalho e a esclarecedora, por parte do médico perito, será de grande importância.

Deve ser citado, porém, que, segundo o *Guides to the Evaluation of Disease and Injury Causation,* da American Association (MELHORN, 2008), foram propostos para investigação os seguintes fatores de risco para compressão ulnar crônica no cotovelo: força, repetitividade e postura; vibração; teclados; frio; tempo de emprego; membro dominante, e todos esses fatores de risco não mostraram evidências suficientes.

Os fatores não ocupacionais de risco com alguma evidência foram: idade, IMC, sexo feminino, com evidência insuficiente para a diabetes e os fatores biopsicossociais.

A conclusão desse estudo afirma que a relação entre a lesão do nervo ulnar no cotovelo e o trabalho "é um mito perpetuado por revisões de pouco crédito, sem comprovação por trabalhos experimentais" (MELHORN, 2008).

Fica ao leitor a avaliação dessa importante publicação americana.

Em minha experiência, creio ser de importância causal para essa neurite a existência de esforços, posturas e movimentos frequentes, com intervalos de poucos segundos, do cotovelo em flexão acima de 90° e associados à pronossupinação, como se observa frequentemente nos exercícios de academias de ginástica e raras vezes em atividades ocupacionais ou laborativas. Pude comprovar um caso de um empacotador de frangos, com essas características ergonômicas adversas e má evolução pós-cirúrgica.

De forma complementar e documental, já que o diagnóstico é eminentemente clínico, podem-se solicitar radiografias simples caso haja história traumática ou infecciosa anterior, porém, o exame eletroneurológico fornecerá informações importantes quanto ao estado atual do nervo ou outros locais de compressão (*double crushing*), devendo ser avaliado e interpretado com muito cuidado, principalmente quanto às polineuropatias.

O exame eletroneuromiográfico, apesar de importante, não dá quantificação da incapacidade ou da dor, podendo continuar apresentando "cicatriz neurofisiológica" por meses após o procedimento de liberação ou descompressão. Tal exame deve ser solicitado a serviços que, além de números, tempos e distâncias, traduzam esses dados para médicos não especialistas, se possível, em português.

O tratamento conservador por meio de exercícios de deslizamento do nervo, órteses de posicionamento e repouso e mudanças de posturas apresenta bons resultados nos casos iniciais de até 6 meses de sintomas, os quais não tenham desenvolvido atrofias musculares importantes.

O tratamento cirúrgico é de descompressão local desse nervo em seu retináculo, de transposições anteriores subcutâneas ou submusculares e epicondilectomia, porém, com resultados muito dependentes do tempo de sintomas e da habilidade técnica do cirurgião.

A experiência dos casos que presenciei mostra que a evolução pós-cirúrgica não é boa, pois os sintomas de parestesias na cicatriz e no território do nervo, junto às alegadas fraquezas musculares, persistem por tempo infelizmente longo o suficiente para ensejar benefícios previdenciários, intermináveis sessões de fisioterapia, aposentadorias e queixas judiciais trabalhistas ou por "erro médico".

CONCLUSÃO

Este volume expressa o meu modo de pensar, estudar, ensinar, tratar e conduzir tanto os casos assistenciais como periciais do ombro e do cotovelo, os quais surgem de forma desafiadora e controversa, seja pela matéria médica em si, sempre em evolução, seja pela atuação e conduta de colegas de variada experiência e interesses.

Procurei ser prático, sem ser superficial, leviano ou tendencioso.

Os 113 artigos científicos aqui selecionados foram aqueles que, ou por seu valor científico e importância de seus autores, ou por abordarem aspectos de interesse para as perícias, controvertidos ou não, foram interpretados por mim, devendo ser consultados ou mesmo figurarem nas referências bibliográficas de um laudo mais específico.

Os juízes e as partes devem ser convencidos, e não expostos a teorias e termos de difícil compreensão e aceitação.

Volto a lembrar que quem deve saber a matéria médica é o perito, sendo seu laudo, sim, uma forma de sentença a ser aceita ou não pelo juiz, mas que ficará indelével nos autos.

Agradeço aos colegas que colaboraram com suas dúvidas e opiniões e àqueles que ainda farão as suas críticas.

Meu e-mail <lpwcv@terra.com.br> fica à disposição dos colegas.

REFERÊNCIAS BIBLIGRÁFICAS

ABRAMS, G. D.; SAFRAN, M. R. Diagnosis and management of superior labrum anterior posterior lesions in overhead athletes. *Br. Sports Med.*, v. 44, p. 311-318, 2010.

ALMEIDA, A. *et al.* Análise comparativa da força muscular entre pacientes tenotomizados artroscopicamente da cabeça longa do bíceps com relação à deformidade estética. *Rev. Bras. Ortop.*, v. 47, n. 5, p. 593-597, 2012.

ALQUNAEE, M.; GALVIN, R.; FAHEY, T. Diagnostic accuracy of clinical tests for subacromial impingement syndrome: a systematic review and meta-analysis. *Arch. Phys. Med. Rehabil.*, v. 93, p. 229-236, 2012.

ARA-LORIENTE, V. *et al.* Contributions of myofascial pain in diagnosis and treatment of shoulder pain. A randomized control trial. *BMC Musculoskelet Disord.*, v. 10, p. 92, 2009.

BARDIN, T.; RICHETTE, P. Rumatismes apatitiques. *Presse Med.*, v. 40, p. 850-855, 2011.

BARNES, C. J. *et al.* The effects of age, sex, and shoulder dominance on range of motion of the shoulder. J. *Shoulder Elbow Surg.*, v. 10, n. 3, p. 242-246, 2001.

BIGLIANI, L. U.; LEVINE, W. N. Current concepts review. Subacromial impingement syndrome. *J. Bone Joint Surg.*, v. 79-A, n. 12, p. 1854-1868, 1997.

BISHOP, J. A. *et al.* Operative *versus* non operative treatment after primary traumatic anterior glenohumeral dislocation: expected-value decision analysis. *J. Shoulder Elbow Surg.*, v. 20, p. 1087-1094, 2011.

BLONNA, D. *et al.* Is fibromyalgia a cause of failure in the treatment of a painful shoulder? *Musculoskelet. Surg.*, v. 97, suppl. 1, p. s15-s22, 2013.

BODIN, J. *et al.* Effects of individual and work-related factors on incidence of shoulder pain in a large working population. *J. Orthop. Health.*, v. 54, p. 278-288, 2012.

BOLLIER, M. *et al.* Current management of chronic proximal biceps tendinitis. *Current Orthop. Practice*, v. 21, n. 1, p. 38-42, 2010.

BOONE, J. L., ARCIERO R. A. First-time anterior shoulder dislocations: has the standart changed? *Br. J. Sports Med.*, v. 44, p. 355-360, 2010.

BOT, S. D. M. *et al.* Course and prognosis of elbow complaints: a cohort study in general practice. *Ann. Rheum. Dis.*, v. 64, p. 1331-1336, 2005.

BRADLEY, M. P. *et al.* Over utilization of shoulder magnetic resonance imaging as a diagnostic screening tool in patients with chronic shoulder pain. *J. Shoulder Elbow Surg.*, v. 14, n. 3, p. 233-237, 2005.

BRON, C. *et al.* High prevalence of shoulder girdle muscles with myofascial trigger points in patients with shoulder pain. *BMC Musculoskelet Disord.*, v. 12, p. 139, 2011.

BROWN, J. N. *et al.* Shoulder pathology associated with symptomatic acromioclavicular joint degeneration. *J. Shoulder Elbow Surg.*, v. 9, n. 3, p. 173-176, 2000.

BUNKER, T. Fronzen shoulder. *Orthop.Trauma*, v. 25, n. 1, p. 11-18, 2011.

BURTON, A. K. *et al.* Management of work-relevant upper limb disorders: a review. *Occup. Med.*, v. 59, n. 1, p. 44-52, 2009.

CARTER, R. M.; Epicondylitis. *J. Bone Joint Surg.*, v. 7, p. 553-562, 1925.

CHURGAY, C. A. Diagnosis and treatment of biceps tendinitis and tendinosis. *Am. Fam. Physician*, v. 80, n. 5, p. 470-6, 2009.

CONNOR, P. M. *et al.* Magnetic resonance imaging of the asymptomatic shoulder of asymptomatic shoulder of overhead athletes: a 5-year follow-up study. *Am. J. Sports Med.*, v. 31, n. 5, p. 724-727, 2003.

DAVIS, T. R. C. Do repetitive tasks give rise to musculoskeletal disorders? *Occup. Med.*, v. 49, n. 4, p. 257-258, 1999.

DESCATHA, A. *et al.* Tendinopathie calcifiante de l´épaule et maladie professionelle: maladie calcifiante tendineuse ou tendinopathie avec calcification? *Presse Med.*, v.41, n. 5, p. 453-454, 2012.

EJNISMAN, B. *et al.* Disorder of the long head of the biceps tendon. *Br. J. Sports Med.*, v. 44, p. 347-354. 2013.

EJNISMANN, B.; MONTEIRO, G. C.; UYEDA, L. F. Ombro doloroso. *Einstein*, v. 6, supl.1, p. S133-S157, 2008.

EKEBERG, O. M. *et al.* Clinical, socio-demographic and radiological predictors of short-term outcome in rotator cuff disease. *BMC Musculoskelet. Disord.*, v. 11, p. 239, 2010.

FAN, Z. J. *et al.* Quantitative exposure-response reactions between physical workload and prevalence of lateral epicondylitis in a working population. *Am. J. Ind. Med.*, v.52, p. 479-490, 2009.

FARO, F.; WOLF, J.M. Lateral epicondylitis: review and current concepts. *J. Hand Surg.*, v. 32A, n. 8, p. 1271-1279, 2007.

FREDERICSON M. *et al.* Magnetic resonance imaging abnormalities in the shoulder and wrist joints of asymptomatic elite athletes. *PMR.*, v. 1, n. 2, p. 107-16, 2009.

FRIEDENBERG, S. M.; ZIMPRICH, T.; HARPER, C. M.The natural history of long thoracic and spinal accessory neuropathies. *Muscle Nerve*, v. 25, n. 4, p. 535-539, 2002.

FRITZ, L. B. *et al.* Cystic changes at supraspinatus and infraspinatus tendon insertion sites: association with age and rotator cuff disorders in 238 patients. *Radiology*, v. 244, n. 1, p. 239-248, 2007.

FROST, P. *et al.* Risk of shoulder tendinitis in relation to shoulder loads in monotonous repetitive work. *Am. J. Ind. Med.*, v. 41, n.1, p. 11-18, 2002.

CARCIA, C. R.; SCIBEK, J. S. Causation and management of calcific tendonitis and periarthritis. *Curr. Opin. Rheumatol.*, v. 25, n. 2, p. 204-209, 2013.

CARRAZZONE, O. L. *et al.* Prevalência das lesões associadas na luxação recidivante traumática do ombro. *Rev. Bras. Ortop.*, v. 46, n. 3, p. 281-287, 2011.

GARCIA JUNIOR, J. C. *et al.* Lesão do bíceps distal: avaliação funcional e dinamometria digital da sua reconstrução pela técnica da minidupla via de Mayo. *Rev. Bras. Ortop.*, v. 47, n. 5, p. 581-587, 2012.

GILL, T. J. *et al.* Results of biceps tenotomy for treatment of pathology of the long head of the *biceps brachii*. *J. Shoulder Elbow Surg.*, v. 10, n. 3, p. 247-249, 2001.

GLASER, D. L. *et al.* Anatomy, biomechanics, and pathophysiology of rotator cuff disease. In: IANNOTTI, J. P.; WILLIAMS JR, R.R. (Eds.). *Disorders of shoulder*: diagnosis & management. 2. ed. Philadelphia: Lippincott Williams & Wilkins, 2007.

HAAHR, J. P.; ANDERSON, J. H. Physical and psychosocial risk factors for lateral epicondylitis: a population based case-referent study. *Occup. Environ. Med.*, v. 60, n. 5, p. 322-329, 2003.

HAAHR, J. P.; ANDERSON, J. H. Prognostic factors in lateral epicondylitis: a randomized trial with one-year follow-up in 266 new cases treated with minimal occupational intervention or the usual approach in general practice. *Rheumatology*, v. 42, p. 1216-1225, 2003.

HARVIE, P. *et al.* Calcific tendinitis: natural history and association with endocrine disorders. *J. Shoulder Elbow Surg.*, v. 16, n. 2, p. 169-173, 2007.

HEARDEN , A. *et al.* Extracorporeal shock wave therapy in chronic calcific tendonitis of the shoulder — is the effective? *Acta Orthop. Belg.*, v. 75, n. 1, p. 25-31, 2009.

HEGEDUS, E. J. Which physical examination tests provide clinicians with the most value when examining the shoulder? Update of a systematic review with meta-analysis of individual tests. *Br. J. Sports Med.*, v. 46, p. 964-978, 2012.

HERIN, F. *et al.* Predictors of chronic shoulder pain after 5 years in a working population. *Pain*, v. 153, p. 2253-2259, 2012.

HERQUELOT, E. *et al.* Work-related risk factors for lateral epicondylitis and other cause of elbow pain in the working population. *Am. J. Indust. Med.*, v. 546, p. 400-409, 2013.

HIDALGO-LOZANO, A. *et al.* Muscle trigger points and pressure pain hyperalgesia in the shoulder muscles in patients with unilateral shoulder impingement: a blinded, controlled study. *Exp. Brain Res.*, v. 202, p. 915-925, 2010.

HOVELIUS, L.; SAEBOE, M. Neer award 2008: arthropathy after primary anterior shoulder dislocation — 223 shoulders prospectively followed up for twenty-five years. *J. Shoulder Elbow Surg.*, v. 18, p. 339-347, 2009.

HSU, J. E. *et al.* Current review of adhesive capsulitis. *J. Shoulder Elbow Surg.*, v. 20, p. 502-514, 2011.

HUGHES, P. C.; TAYLOR, N. F.; GREEN, R. A. Most clinical tests cannot accurately diagnose rotator cuff pathology: a systematic review. *Aust. J. Physiother.*, v. 54, n. 3, p. 259-170, 2008.

HURT, G.; BAKER, C. L. Calcific tendinitis of the shoulder. *Orthop.Clin. N. Am.*, v. 34, p. 567-575, 2003.

KAY, N. R. M. Litigants´epicondylitis. *J. Hand Surg.*, v. 28, n. 5, p. 460-464, 2003.

KIBLER, W. B.; SCIASCIA, A. Current concepts: scapular dyskinesis. *Br. J. Sports Med.*, v. 44, p. 300-305, 2010.

KIBLER, W. B. *et al.* Clinical implications of scapular dyskinesis in shoulder injury: the 2013 consensus statement from the "scapular summit". *Br. J. Sports Med.*, v. 47, n. 14, p. 877-885, 2013.

KNAUT, L. A. *et al.* Tradução e adaptação cultural à língua portuguesa do American Shoulder and Elbow Surgeons Standardized Shoulder Assessment Form (ASES) para avaliação da função do ombro. *Rev. Bras. Reumatol.*, v. 50, n. 2, p. 176-189, 2010.

KOTNIS, N. A.; CHIAVARAS, M. M.; HARISH, S. Lateral epicondylitis and beyond: imaging of lateral elbow pain with clinical-radiologic correlation. *Skeletal Radiol.*, v. 41, p. 369-386, 2012.

KRYGER, A. I.; LASSEN, C. F.; ANDERSEN, J. H.The role of physical examinations in studies of musculoskeletal disorders of the elbow. *Occup. Environ. Med.*, v.64, p. 776-781, 2007.

LEE, S.; CHENG, B.; GRIMMER-SOMERS, K.The midterm effectiveness of extracorporeal shockwave therapy in the management of chronic calcific shoulder tendinitis. *J. Shoulder Elbow Surg.*, v. 20, p. 845-854, 2011.

LEVIN, D. *et al.* Lateral epicondylitis of the elbow: US findings. *Radiology*, v. 237, n. 1, p. 230-234, 2005.

MCFARLAND, E. G. *et al.* Clinical and diagnostic tests for shoulder disorders: a critical review. *Br. J. Sports Med.*, v. 44, p. 328-332, 2010.

MACKAY, D. *et al.* The objective diagnosis of early tennis elbow by magnetic resonance imaging. *Occupational Med.*, v. 53, n. 5, p. 309-312, 2003.

MALL, N. A. *et al.* Symptomatic progression of asymptomatic rotator cuff tears. *J. Bone Joint Surg.*, v. 92, p. 2623-2633, 2010.

MICHENER, L. A. *et al.* Diagnostic accuracy of history and physical examination of superior labrum anterior-posterior lesions. *J. Athl. Train.*, v. 46, n. 4, p. 343-348, 2011.

MINIACI, A. *et al.* Magnetic resonance imaging evaluation of the rotator cuff tendons in the asymptomatic shoulder. *Am. J. Sports Med.*, v. 23, n. 2, p. 142-145, 1995.

MIRANDA, H. *et al.* A population study on differences in the determinants of a specific shoulder disorder *versus* nonspecific shoulder pain without clinical findings. *Am. J. Epidemiol.*, v. 161, n. 9, p. 847-855, 2005.

MOOSMAYER, S. *et al.* Prevalence and characteristics of asymptomatic tears of the rotator cuff: an ultrasonographic and clinical study. *J. Bone Joint Surg.*, v. 91-B, n. 2, p. 196-200, 2009.

MORAG, Y. *et al.* MR imaging of rotator cuff injury: what the clinician needs to know. *Radiographics,* v. 26, n. 4, p. 1045-1065, 2006.

MORRIS, H. The rider´s sprain. *The Lancet*, v. 120, n. 3074, p. 133-134, 1882.

NAMDARI, S. *et al.* Defining functional shoulder range of motion for activities of daily living. *J. Shoulder Elbow Surg.*, v. 21, p. 1177-1183, 2012.

NARANJO, A. *et al.* Abnormal sonographic findings in the asymptomatic arthritic shoulder. *Scand. J. Rheumatol.*, v. 31, p. 17-21, 2002.

NIRSCHL, R. P.; ASHMAN, E. S. Elbow tendinopathy: tennis elbow. *Clin. Sports Med.*, v.22, n. 4, p. 813-836, 2003.

OGON, P. *et al.* Prognostic factors in nonoperative therapy for chronic symptomatic calcific tendinitis of the shoulder. *Arthritis Rheum.*, v. 60, n. 10, p. 2978-2984, 2009.

ORCHARD, J.; KOUNTOURIS, A. The management of tennis elbow. *BMJ*, v. 342, p. 2687, 2011.

PALMER, K. T.; HARRIS, E. C.; COGGON, D. Compensating occupationally related tenosynovitis and epicondylitis: a literature review. *Occupational Med.*, v. 57, p. 67-74, 2007.

PARENTIS. M. A. *et al.* An evaluation of the provocative tests for superior labral anterior posterior lesions. *Am. J. Sports Med.*, v. 34, n. 2, p. 265-268, 2006.

PEREZ-PALOMARES, S. *et al.* Contributions of myofascial pain in diagnosis and treatment of shoulder pain. A randomized control trial. *BMC Musculoskelet.Disord.*, v. 10, p. 92, 2009.

POLTAWSKI, L.; JAYARAM, V.; WATSON, T. Measurement issues in the sonographic assessment of tennis elbow. *J. Clin. Ultrasound*, v. 38, n. 4, p. 196-204, 2010.

POMERANCE, J.; HEIGHTS, A. Radiographic analysis of lateral epicondylitis. *J Shoulder Elbow Surg.*, v. 11, n. 2, p. 156-157, 2002.

REES, J. D.; WILSON, A. M.; WOLMAN, R. L. Current concepts in the management of tendon disorders. *Reumatology*, v. 45, p. 508-521, 2006.

REILLY, P. *et al.* Dead men and radiologists don´t lie: a review of cadaveric and radiological studies of rotator cuff tear prevalence. *Ann. R. Coll. Surg. Engl.*, v. 88, p. 116-121, 2006.

ROBINSON, C. M. *et al.* Functional outcome and risk of recurrent instability after primary traumatic anterior shoulder dislocation in young patients. *J. Bone Joint Surg.*, v. 88, n. 11, p. 2326-2336, 2006.

ROGIER, M. *et al.* Associations between work-related factors and specific disorders at the elbow: a systematic literature review. *Rheumatology*, v. 48, p. 528-536, 2009.

SANTOS, W. B. Proposta para valoração da repercussão laboral em direito do trabalho e direito civil. *Rev. Bras. Med. Trab.*, v. 10, n. 1, p. 121-128, 2012.

SCHIBANY N. *et al.* Rotator cuff tears in asymptomatic individuals: a clinical and ultrasonographic screening study. *Eur. Radiol.*, v. 51, n. 3, p. 263-268, 2004.

SCHIEFER, M. *et al.* Diagnóstico clínico da ruptura do tendão subescapular com a manobra semiológica *bearhug*. *Rev. Bras. Ortop.*, v. 47, n. 5, p. 588-592, 2012.

SCIASCIA, A. D. *et al.* Frequency of use of clinical shoulder examination tests by experienced shoulder surgeons. *J. Athlet. Train.*, v. 47, n. 4, p. 457-466, 2012.

SEITZ, A. L. *et al.* Mechanisms of rotator cuff tendinopathy: intrinsic, extrinsic, or both? *Clinical Biomechanics*, v. 26, p. 1-12, 2011.

SHANAHAN, E. M. *et al.* Shoulder pain at the workplace. *Best Pract. Res. Clin. Rheumatol.*, v. 25, p. 59-68, 2011.

SHER, J. S. *et al.* Abnormal findings on magnetic resonance images of asymptomatic shoulders. *J. Bone Joint Surg. Am.*, v. 77, n. 1, p. 10-15, 1995.

SHERIDAN, M. A.; HANNAFIN, J. A. Upper extremity: emphasis on frozen shoulder. *Orthop.Clin. N. Am.*, v. 37, p. 531-539, 2006.

SHIRI, R.; VIIKARI-JUNTURA, E. Lateral and medial epicondylitis: role of occupational factors. *Best Pract. Res. Clin. Rheumnatol.*, v. 25, n. 1, p. 43-57, 2011.

SHIRI, R. *et al.* Prevalence and determinants of lateral and medial epicondylitis: a population study. *Am. J. Epidemiol.*, v. 164, n. 11, p. 1065-1074, 2006.

SIENA, C.; HELFENSTEIN JR., M. Equívocos envolvendo as tendinites: impacto médico, social, jurídico e econômico. *Rev. Bras. Reumatol.*, v. 49,. n. 6, p. 712-725, 2009.

SILVA, R. T. Lesões do membro superior no esporte. *Rev. Bras. Ortop.*, v. 45, n. 2, p. 122-131, 2010.

SMIDT, N. *et al.* Corticosteroid injections, physiotherapy, or a wait-and-see policy for lateral epicondylitis: a randomized controlled trial. *Lancet*, v. 359, n. 9307, p. 657-662, 2002.

SMITH, S. P.; DEVARAJ, V. S.; BUNKER, T.D. The association between frozen shoulder and Dupuytren´s disease. *J. Shoulder Elbow Surg.*, v. 10, n. 2, p. 149-151, 2001.

SPEED, C. A.; HAZLEMAN, B. L. Calcific tendinitis of the shoulder. *New England J. Med.*, v. 340, n. 20, p. 1582-1584, 1999.

STEIN, B.E.S. *et al.* A comparison of magnetic resonance imaging findings of the acromioclavicular joint in symptomatic *versus* asymptomatic patients. *J. Shoulder Elbow Surg.*, v. 15, n. 1, p. 56-59, 2006.

_______. *et al.* Detection of acromioclavicular joint pathology in asymptomatic shoulders with magnetic resonance imaging. *J. Shoulder Elbow Surg.*, v. 10, n. 3, p. 204-208, 2001.

TASHJIAN, R. Z. Epidemiology, natural history, and indications for treatment of rotator cuff tears. *Clin. Sports Med.*, v. 31, n. 4, p. 589-604, 2012.

TRANTALIS, J. N.; LO, I. K. Y. Superior labral anterior-posterior (SLAP) tears: recent advances and outcomes. *Current Orthop. Practice*, v. 19, n. 5, p. 530-534, 2008.

TSAI, P.; STEINBERG, D. R. Median and radial nerve compression about the elbow. *J. Bone Joint Surg. Am.*, v. 90, n. 2, p. 420-428, 2008.

UHL, T. L. *et al.* Evaluation of clinical assessment methods for scapular dyskinesis. *Arthroscopy*, v. 25, n. 11, p. 1240-1248, 2009.

VAN HOFWEGEN, C; BAKER III, C. L.; BAKER JR., C. L. Epicondylitis in the athlete´s elbow. *Clin. Sports Med.*, v. 29, p. 577-597, 2010.

VAN KOLLENBURG, J. A. P. A. *et al.* Magnetic resonance imaging signal abnormalities in enthesopathy of the extensor carpi radialislongus origin. *Hand Surg. Am.*, v. 34, n. 6, p. 1094-1098, 2009.

VAN RIJN, R. M. *et al.* Associations between work-related factors and specific disorders at the elbow: a systematic literature review. *Rheumatology*, v. 48, n. 5, p. 528-536, 2009.

VASTAMÄKI, H.; KETTUNEN, J.; VASTAMÄKI, M. The natural history of idiopathic fronzen shoulder: a 2 to 27-year followup study. *Clin. Orthop. Relat. Res.*, v. 470, p. 1133-1143, 2012.

WAERSTED M.; HANVOLD. T. N.; VELERSTED K. B. Computer work and musculoskeletal disorders of the neck and upper extremity: a systematic review. *BMC Musculoskelet.Disord.*, v. 11, p. 79, 2010.

WALTON, M. J. *et al.* The reliability and validity of magnetic resonance imaging in the assessment of chronic lateral epicondylitis. *J. Hand Surg. Am.*, v. 36, n. 3, p. 475-479, 2011.

WHALEY, A. L.; BAKER, C. L. Lateral epicondylitis. *Clin. Sports Med.*, v.23, p. 677-691, 2004.

WALKER-BONE, K. *et al.* Occupation and epicondylitis: a population-based study. *Rheumatology*, v. 51, n. 2, p. 305-310, 2012.

WALTON, M. J. *et al.*The reliability and validity of magnetic resonance imaging in the assessment of chronic lateral epicondylitis. *J. Hand Surg.*, v. 36, n. 3, p. 475-479, 2011.

WITTSTEIN, J. *et al.* Isokinetic testing of biceps strength and endurance in dominant *versus* nondominant upper extremities. *J. Shoulder Elbow Surg.*, v. 19, p. 874-877, 2010.

WOLF, J. M. *et al.* Epidemiology of lateral and medial epicondylitis in a military population. *Military Med.*, v. 175, n. 5, p. 336-339, 2010.

YAMAMOTO, A. *et al.* Prevalence and risk factors of a rotator cuff tear in the general population. *J. Shoulder Elbow Surg.*, v. 19, p. 116-120, 2010.